# 腸命百歲

## 腸道權威最新長齡保健大典

蔡英傑 博士——著
國立陽明大學生化暨分子生物研究所教授

時報出版

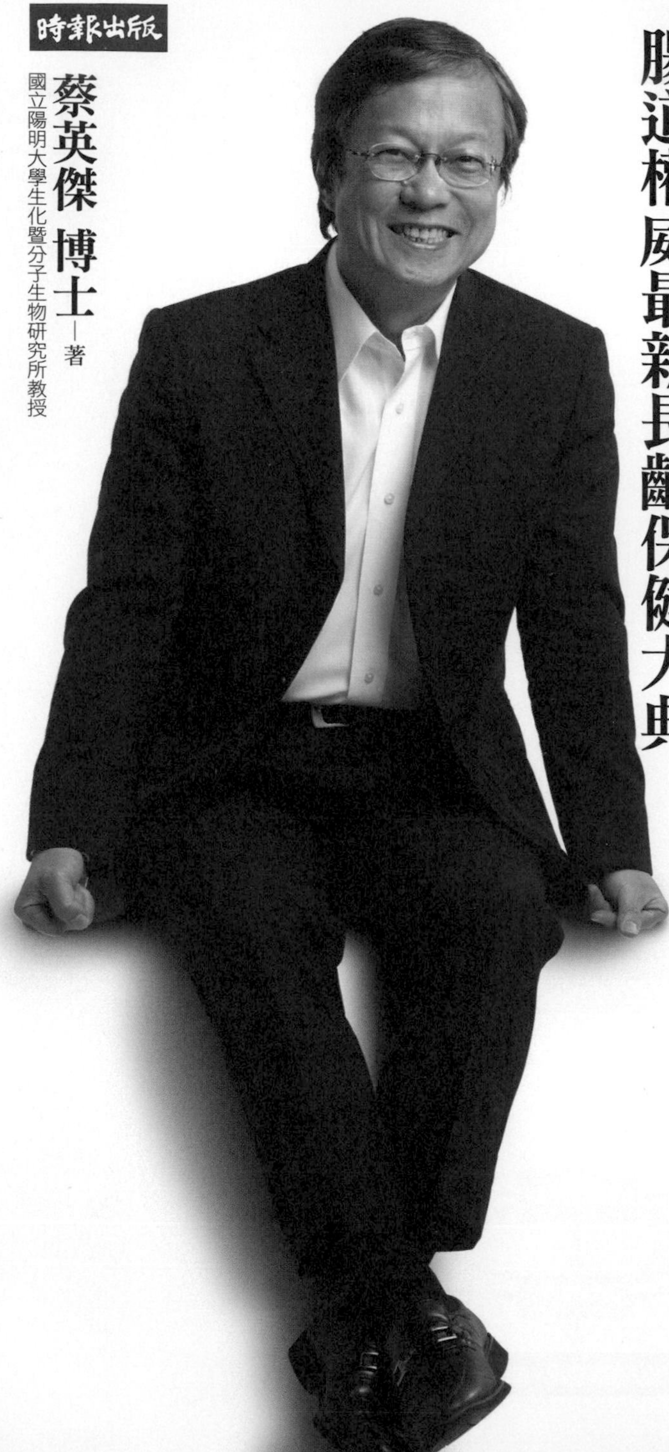

# 目錄 Contents



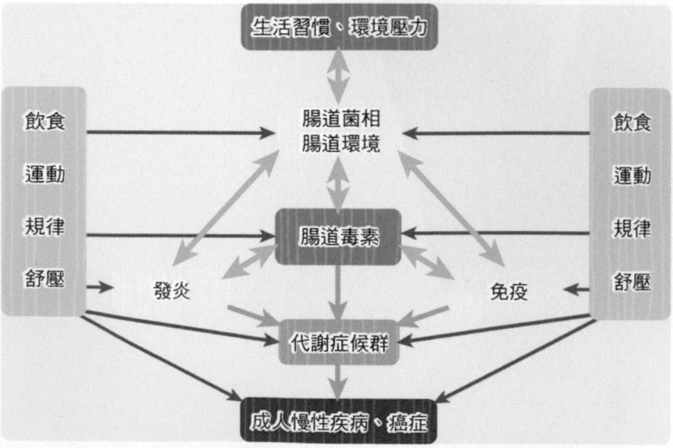

生活習慣、環境壓力
飲食
運動
規律
舒壓
腸道菌相
腸道環境
腸道毒素
發炎
免疫
飲食
運動
規律
舒壓
代謝症候群
成人慢性疾病、癌症

## Chapter 1
# 必須了解的腸道知識



## Chapter 2
# 與人類共生互利的腸道菌



## Chapter 3
# 腸道毒素與慢性發炎



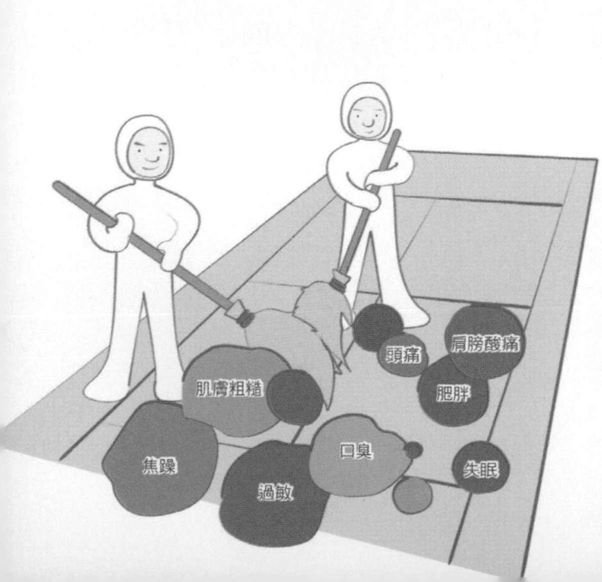

# 目錄 Contents

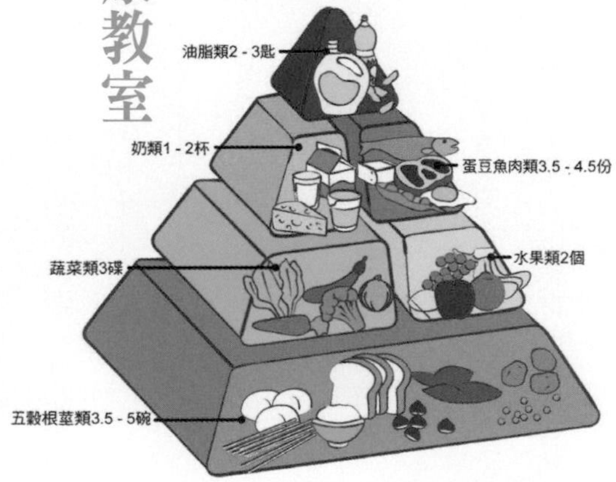

油脂類2 - 3匙
奶類1 - 2杯
蛋豆魚肉類3.5 - 4.5份
蔬菜類3碟
水果類2個
五穀根莖類3.5 - 5碗

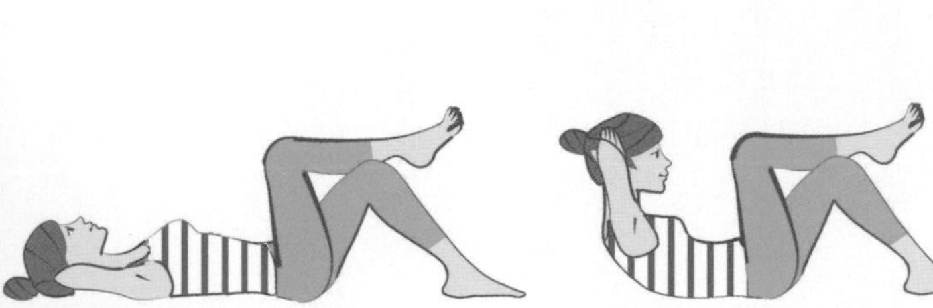

【推薦序】

# 病態腸道，是健康的無形殺手

日本國立山口大學　醫學博士、基督教門諾會醫院　院長　陳盛煊

有句話說：「牙齒若不好，胃腸就壞，胃腸若壞，身體就敗」。雖然這句話主要是說牙齒的重要，然而也同時提出一個重要的課題，那就是胃腸的健康，絕對和全人的健康有關。

過去，大部分人都知道，人的小腸是在消化食物，讓食物分解成身體可以吸收應用的營養素，而大腸的功能則是吸收水分和部分的電解質。然而，最近十年來的研究報告陸續顯示：大小腸的作用，除了消化吸收的功能之外，有更重要且關係身體健康的功能，其中包括：免疫、炎症、排毒……等。

不過，這方面的知識在市面上的書本中，極少有詳細說明，並可以使讀者在閱讀之後，真正重視胃腸環保，而使身體健康的基礎得到深耕的。

在拜讀台灣乳酸菌協會理事長，也是陽明醫學大學生化暨分子生物研究所蔡英傑教授所著《腸命百歲——腸道權威最新長齡保健大典》一書原稿後，讓我如獲至寶。

蔡教授在書中特別提到腸道的不健康，也和癌症（尤其是大腸癌和乳癌）、心臟病、高血壓、動脈硬化、糖尿病和老年失智症有關，並且強調腸道中的益生菌和健康與疾病有重要的關係。

這樣的論點，乍看之下似乎很難為人接受。然而蔡教授在本書中不但提供了許多論文學理的根據，也用了許多比喻和幽默的描述，對這個最新、最夯的話題作了最好的詮釋。

如果對於腸道與免疫、腸道與慢性發炎、腸道與代謝症候群、腸道和益生菌和大腸癌……等彼此關聯性仍有疑問的讀者，我覺得《腸命百歲——腸道權威最新長齡保健大典》是一本絕佳的說明書。不但值得一般想要提早保健的民眾一讀，對醫學生而言也是一本非常有用的參考書。

蔡英傑教授的前一本大作《你不能沒腸識》已是二十刷的暢銷書了。我相信讀者在看完這本蔡教授再度精心籌畫書寫的好書後，一定會更重視自己腸道的健康，也可以知道如何保持腸道的健康，期待此書的出版，可以提醒讀者「腸道的不健康，將是身體健康的無形殺手。」

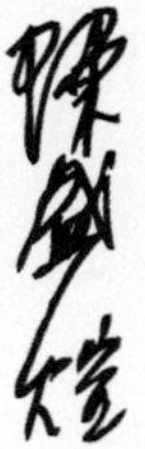

二〇一〇、一、二十

# 【推薦序】

## 腸道保健關乎全人健康

日本理化學研究所　研究員　辨野義己

腸道與健康關係密切，當您覺得身體疲累，容易感冒，經常過敏時，很可能表示您的腸道機能衰退。腸道是身體最多疾病的器官，包括癌症、生活習慣病、失智症……等。過去認為與腸道健康無關的疾病，現在發現都與腸道菌的平衡有關。

經常補充乳酸菌，能夠快速調整腸內菌相，改善腸道環境，增進腸道免疫。乳酸菌種類非常多，有整腸效果高的乳酸菌，有可以預防改善過敏的乳酸菌，有可以預防呼吸道感染的乳酸菌，也有什麼益生效果都沒有的乳酸菌。長久以來，大家都接受了「乳酸菌對身體有益」的概念，但是，現在已經是必須認知「不是每一種優酪乳都好，不是每一種乳酸菌都是益生菌」的時代了。您，是不是趕得上時代。

蔡教授寫這本書，幫助大家更加認識腸道及腸道菌的重要性，更加了解腸道及腸道菌與疾病的關係，更加體認如何藉由腸道保健，來增進身體健康。我與蔡教授是多年老友，我們經常在乳酸菌學術會議上交流，幾年前，蔡教授還邀我去台灣，協助推動腸道健康公益宣導。

益生菌能夠幫助我們保持腸道健康，提升免疫力，幫助我們預防各種疾病，這是經過證明的科學事實。任何人都可以藉由日常生活飲食，保持身體健康。我支持蔡教授推動腸道健康的理念。

辨野義己

二〇一〇、二、三

# 【推薦序】

## 傳遞正確「腸識」，如牧師傳福音

台北醫學大學公共衛生暨營養學院 保健營養學系講座教授 謝明哲

本人與英傑兄相識已數十年。過去我們先後同為台大校友，只是同系不同研究室。事隔多年，知悉英傑兄從日本學成歸國，並任教於陽明大學。民國六十八年我獲邀至台北醫學大學任教，創立保健營養學系，同時擔任創系主任，基於英傑兄之專業，便聘請他至北醫擔任兼任教授；不久，在蔡教授的主導下，與幾個志同道合者共同創立了台灣乳酸菌協會。於公，我們在學術上切磋；於私，我們更是數十年的好友。此次欣聞英傑兄繼暢銷書《你不能沒腸識》後，新書《腸命百歲——腸道權威最新長齡保健大典》即將付梓，甚為振奮，書裡除談腸道健康保健外，更收錄近年來許多腸道醫學新知，對眾多廣大讀者來說，無疑是個福音。英傑兄盛邀本人為序，謹以此序推薦。

從營養保健的觀點來看，腸道有消化、吸收、蠕動、排泄、免疫、解毒的功能，只要能照顧好我們的腸道，讓它好好發揮這些功能，就能避免發生便祕、腹瀉、腹脹、腹痛……等問題，還能預防許多如憩室病、大腸癌……等可怕的疾病。然健康常識經大眾傳媒散播後往往變得似是而非，許多網路文章、新聞媒體均報導不少有欠查證的觀念，廣大民眾無從分辨真偽。因此，英傑兄能貢獻其專業將其書寫成冊，想必能喚起社會大眾對腸道健康的重視，這是我所樂見，且萬分支持之事！

本書亦談到乳酸菌對腸道健康的益處。乳酸菌不但能保護腸內好菌，其發酵產物也是腸內細胞的能量來源，還能抑制肝臟膽固醇的合成，維持腸道好的生態環境，協助身體保有乾淨的血液，對健康裨益良多。此外，乳酸菌本身也能給腸道免疫激活作用，提升腸道免疫機能，並促進腸道消化。腸道健康關乎重大，不可不慎。就如蔡教授在本書一再提到的：「腸道照顧好，百病不來找！」

因此，蔡教授才會不斷大聲疾呼腸道保健的重要性，成立乳酸菌協會，四處奔走宣導乳酸菌對人體的益處；舉辦各項活動，大力宣導正確觀念；在公務繁忙之餘，還花費時間和心血，寫出第二本新作，期望透過著作來影響更多讀者，宣導腸道健康之必要。在此，希望每位讀者都能擁有健康的腸道環境。對蔡教授的熱情和付出，本人感到佩服與支持，也預祝新書暢銷熱賣！

謝明哲

二〇一〇、一、二十

【推薦序】

# 陽道若敗，人生是黑白

馬偕醫學院校長　魏耀揮

不知不覺，與英傑兄相識已四十年。我們是台大同學，而且是宿舍室友；一九八一、一九八三年，我們先後從美、日學成歸國，又成為陽明大學的同事，此間似乎有條緣分之繩將我們緊緊相繫。大學時期，我們有共同的興趣、朋友；過去二十六年，我們互相切磋學問，共同主持研究計畫、分享研究資源，偶而交換研究心得。英傑兄鑽研微生物利用與生物科技，我則偏向基礎醫學研究，所擅領域雖然不同，但彼此互補，教學相長。四十年來，友情如涓，不刻意經營，卻相知相惜，兩家人很自然的成為好朋友。

英傑兄自日學成歸國後，將所學帶回台灣，建立微生物實驗室，從事微生物應用、乳酸菌培養與發酵方面的研究，其多年來的研究成果十分豐碩，不論是工業或保健應用面向均雨露均沾。他不只坐而言——待在研究室用心做研究，更起而行——每年寒暑假，總會帶著學生去採集高山土壤或稀有的菌種樣本，不論高山谿壑，都可見他蹤跡，在研究上的用心令人敬佩。

英傑兄的研究領域廣闊、多元、靈活，除蛋白質、酵素研究外，最為人稱道的即是腸道益生菌的研究。他關切腸道的健康，大聲疾呼腸道健康的重要性。醫學研究證實，腸道若附著過多油脂，會導致食物吸收代謝不完整，造成腸道負擔，容易引發腸道的疾病。英傑兄試圖找出有益腸道的益生菌，以緩解腸道發炎之症狀。他研究菌種所分泌的酵素蛋白質，其醫療價值尤其珍貴。他更發現，重建腸道微生物群落，可改善腸道環境，遠離腸道等相關疾病的發生。

現代社會為求便利、美味，飲食中常見許多化學添加物，當我們吃進過多的加工食品，再加上生活形態改變、工作壓力升高均是破壞腸道菌相的主因。腸道益菌一旦減少，壞菌便伺機而起，不僅影響腸道健康，更會危及全人健康。腸相如面相，若枯槁病態，則人生就變成黑白。拜讀英傑兄大作《腸命百歲——腸道權威最新長齡保健大典》後，我們不禁要三思，當我們吃進眼前美味時，是否也一併將毒素吃下肚？

書中亦呼籲現代人重視便祕問題，別輕忽便祕警訊。當體內垃圾、毒素無法排出，堆積在腸道時，小心會危害體內健康。他還強調膳食纖維的重要性，膳食纖維雖然不會被人體消化吸收，卻是腸道微生物必需之養分，因微生物在利用纖維的過程可產出有益人體之酵素。常聽英傑兄說，人不能沒有「腸識」，沒有「腸識」就沒健康。道理很間單，但真正做到的人卻沒多少。

本書還列舉許多最新的研究數據與資訊，如腸道菌與人的共生關係、全球肥胖瘟疫蔓延與體內慢性發炎可能導致的併發症……等，是非常跟得上時代的作品，不僅有學術性參考價值，更適合推薦給一般讀者閱讀。

令人敬佩的是，英傑兄在繁忙的教學研究之餘仍勤於筆耕，不吝分享其基礎醫學的研究心得，這份熱忱難能可貴，我衷心祝福他這本書廣受讀者好評，順利成功！

魏耀揮　二〇一〇、一、十七

# 自序

## 把健康文化基因傳給下一代

著名的演化生物學家理查・道金斯（Clinton Richard Dawkins）在《自私的基因》一書中首先提出「Meme」，相對於「遺傳基因」（Gene），「Meme」可意譯為「文化基因」。遺傳基因可以在生物個體中被複製，由親代傳給後代。同樣的，文化基因是指在社會中，可被不斷複製、傳承、變形、擴散的一些文化元素。例如慣用語、音樂、服飾、飲食、信念、價值觀、碳里程、綠色環保……等，由流行，慢慢形成風氣，最後約定成俗。

我為這本書定下的目標是必須有貢獻於「健康文化基因」的傳播，有助於把腸道保健、全穀雜糧、體重控制、規律運動、慢活慢食……等的健康元素，經過再三的複製、傳承、變形、擴散，蔚為流行時尚，定植成風氣習俗，成為可以流傳給下一代的「健康文化基因」。文化基因要成型、要擴散，有時候如水到渠成，有時候卻要投注許多努力。這本書是我們所做的、許多努力中的一環，希望再過十年，這本書所提的各項健康概念，都成了風氣習俗，都成了「文化基因」。

虔誠的時候，我會說：「數算恩典，數算時日」；狂放的時候，我會說：「國家前途肩負在我們身上」。不管虔誠或狂放，「所當做的事，盡力去做」，才是王道。如果透過我們的努力，健康文化基因能夠在我們這一代成型，在我們下一代定植時，健康就成了每一個人「所當盡力去做的事」，在我們「富而好禮」的社會，再加上「健康與美麗」。會存著這種憧憬，看來年近耳順的我，仍然十足像個熱血狂放青年。

感謝為這本書寫推薦序的陳盛煊院長，他是投身醫療最前線的主內好弟兄；謝明哲院長照顧我這個學弟後輩無微不至；魏耀揮校長是老同學，他無論在公務或家務上，總是如此認真努力；辨野義己博士則是我多年老友了，他是腸道專家，由中日共通的漢字，他瞭解我書中講些什麼。

這本書我做了新的嘗試，邀請兩位臨床醫生——盧俊良教授及曾文俊醫師、三位營養學教授——黃青真教授、陳俊榮教授及黃惠宇教授，一起聊腸道保健問題，激發出許多創見，座談內容整理在附錄，深深感謝參加座談的好朋友們。最後當然要感謝時報出版社的緊迫督促與全面協助。

這本書的知識密度與難度都拉得很高，二〇一〇年一月，我在日本松本市對六、七百名平均年齡六十歲以上的松本市民講腸道健康。我講腸道免疫發炎，內容很深，主持的信州大學保井教授說：「沒問題，松本是出名的學問之町，很重視知識的。」聽眾的眼神反應確實讓我吃驚，他們勇於接受知識的挑戰。這本書用最新的科學研究，講論重要的健康概念，我邀請您接受知識的挑戰，接受本書結語中所下的行動戰帖，簡單的事情重複做，時時刻刻不馬虎。

各位朋友，腸道照顧好，百病不來找。我祝福您，活得健康、長久、美麗，活得瀟瀟灑灑、清清爽爽，存著感恩的心，人生真的是不錯。

蔡英傑

二〇一〇、一、二十

# 序章

## 長命百歲，從腸道保健開始！

當您傷風感冒、發燒頭痛，「醫生，會不會是H1N1？」，您會馬上吃藥治療，多休息、多喝水，而且也知道抗生素要吃得徹底，否則會在身體裏，培養出抗藥性病菌，以後更嚴重。

當您被醫生診斷得了心肌梗塞、肝硬化、腎衰竭、甚至哪邊長了惡性腫瘤，您覺得大難臨頭，惶惶不可終日，決定認真與醫生合作：「該手術，該下藥。醫生！該做就做！」

可是，當您經常便祕、腹瀉、腹脹，腹痛，您會覺得忍一下就過去，頂多自己吞顆瀉藥，灌灌腸，一副沒什麼大不了的心態。

朋友們，您大錯特錯了！您對腸道重要性的認知嚴重不足，腸道問題是影響您生命品質的重大問題。

您知道，在我國腸癌發生率已經高居所有癌症的第一位了嗎？

您知道，幾乎所有的成人疾病，包括糖尿病、高血壓、心血管疾病、老年失智，甚至肥胖、憂鬱症……等，都與腸道健康密切相關嗎？

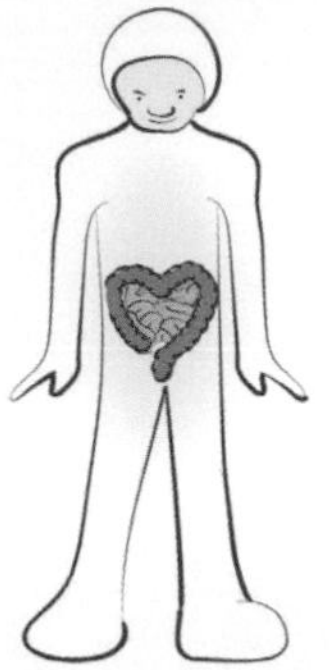

腸道照顧好，百病不來找

台灣乳酸菌協會從二〇〇五年開始推動「腸道健康公益宣導活動」，我們運用媒體造勢、舉辦無數場科普演講、架設網站、舉辦抽獎、與全國近萬家便利商店合作、張貼海報、發放百萬張傳單，而且與無名小站合作，舉辦「便便圖形設計大賽」，啟動「百萬便便收集計畫」，甚至我還以四處收集便便的神經教授角色，上吳宗憲的《我猜我猜我猜猜猜》，真的是掏空心思，無所不用其極。為的就是激發民眾的好奇心，鼓勵民眾關心自己的腸道，關心自己的便便。

但是，這些宣導工作都仍然膚淺，為了要完整的傳達腸道健康的精義內涵，寫書還是最為有效。因此，《你不能沒腸識——頑固教授的24個腸道保健秘訣》在二〇〇六年七月出版。

我經常說，推動腸道健康公益宣導是擇善固執，也是為善積德。如果每本書有五個人讀，二十刷印出來，就會有十餘萬人，接受腸道知識洗禮，其中，至少會有幾萬人感受到我輻射自內心的真誠。我相信《你不能沒腸識》的出版，已經達成當初設定的目標。

三年過去了。這三年，腸道研究已經成為研究資源最集中的熱門研究領域。多少過去想當然耳的常識，如今被推翻；多少過去不了解的問題，現在撥雲見日。三年過去了，我既然以傳道授業解惑為志，不能再因循苟且，決定立刻開始執筆第二本，以教育宣導為目的的腸道健康書。

《你不能沒腸識》比較全面性的講述腸道健康的各個層面，試圖給讀者較完整的腸道概念。而這一本書，除了廣泛講述腸道健康近三年的進展外，我將特別針對腸道毒素、發炎、肥胖……等，少數醫學研究上非常熱門的主題，深入闡述它們的重要性，當您深切了解腸道毒素、發炎或肥胖如何傷害您的健康後，我再細細的說明我為您設計的「Solution」（解決方案），讓您很樂意的去身體力行。當您感受到效果時，這本書的目的也就達成了。

## 本書論述主軸：

「不良生活習慣」為什麼會導致各種「生活習慣病」？過去只知道前面的因與後面的果，中間的機制完全像個黑盒子。近十年研究才逐漸了解，原來不良生活習慣首先敏銳的影響到腸道菌相的平衡，使腸道環境惡化，進而使腸道毒素快速累積，而且瀰漫全身，引起全身性慢性發炎，戕害免疫系統，長期累積下來，就引發各種生活習慣病。

簡單的說，本書的論述主軸就是「生活習慣病的腸道起源說」！

第一章我將先由消化、神經及免疫三方面來闡述腸道的功能與重要性，第二章接著再談腸道中的百兆微生物，談「超級生物」（腸道菌與人互利共生）的概念，雖然我在上一本書中，已用了整整一章篇幅談腸道菌，但腸道菌的研究進展太快了，太多重要新知，我不得不再專門用一章來談。

第三章就要一起來看科學家們如何深入「腸道黑盒子」，解析腸道壞菌如何產生毒素，如何引起「代謝內毒素血症」，如何導致全身性慢性發炎，導致第四章所討論的肥胖、糖尿病、心血管疾病……等，人人注目的「代謝症候群」，也就是一般常說的生活習慣病。我寫第三章和第四章時，始終處於興奮狀態，心情好像聖誕節報佳音說的：「我報給你們一個大喜的信息，是關乎萬民的。」我知道我正在描述的是醫學研究的革命性突破，是關乎全人類健康幸福。

有了第三、四章的知識基礎，你讀第五章所談腸癌、腸道發炎及過敏性疾病時，感觸會有所不同；便祕太重要了，困擾太多人了，第五章也認真詳細的談如何對付便祕。最後，我邀請您和我一起進入第六章的腸道保健實戰祕訣，討論如何跟著植物走，如何戰勝毒素，如何打敗發炎！您必須

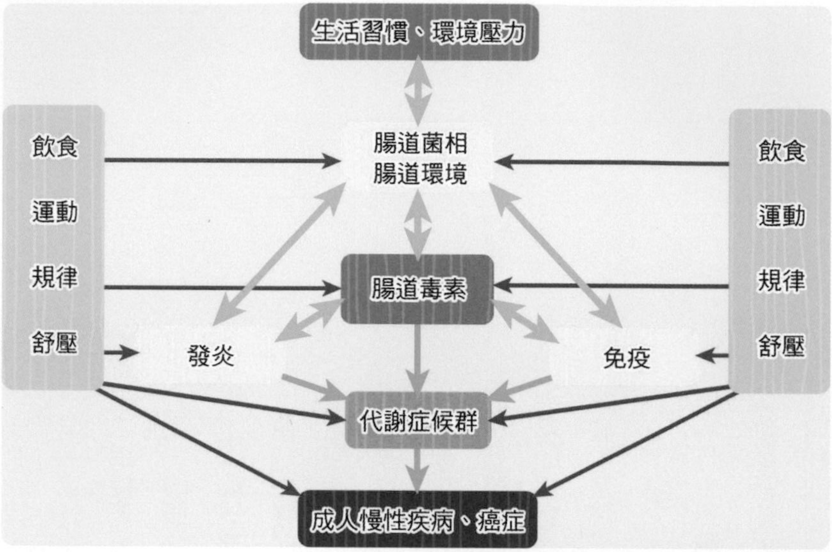


本書論述架構

設計出自己喜歡、樂意天天重複去做的個人化腸道保健祕笈。

「生活習慣病的腸道起源說」，本書以「腸道毒素引發慢性發炎」為論述核心，向上談生活習慣、環境壓力，向下談腸道疾病、全人健康。我為這本書定的目標是，讀了這本書的每個人，都因此抓到動機、立下心志，由腸道保健開始，追求個人身心靈更高層次的美麗健康。

*Chapter 1*

# 必須了解的腸道知識

一、腸道是生命之祖，生氣之源

二、會思考，有情緒的第二大腦

三、免疫最前線——腸道免疫系統

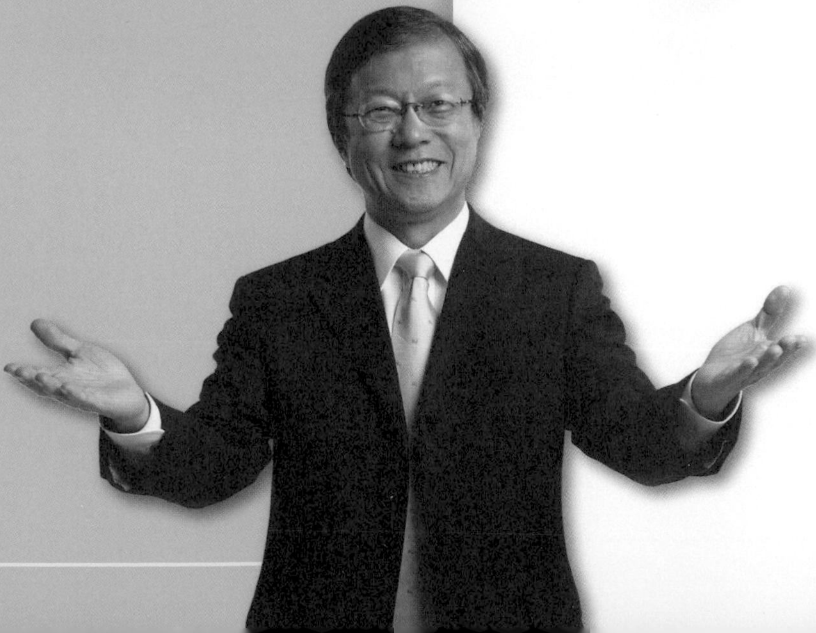

二十世紀是醫學革命的時代，抗生素戰勝了大多數的傳染疾病，人類平均壽命大幅提升。

二十世紀是講究醫生專業、講究專業醫療的時代，是重視「生病以後」的時代。

到了二十一世紀，人類平均壽命向八十歲邁進，醫療概念再度突破。二十一世紀是「個人預防保健」的時代，是重視「生病以前」的時代，回歸《黃帝內經》：「攝養于無病」的概念，「未病先防，已病防變，已變防漸」。

預防醫學的二十一世紀，也是腸道抬頭的時代。

# 「腸道照顧好 百病不來找」

過去，便祕、下痢不受重視，然而，現在醫學界都知道，腸道是健康的總源頭。

「腸道照顧好，百病不來找。」

「美麗健康，從腸計議。」

這一章，我們要由消化、神經及免疫三方面，談論什麼是腸道，了解腸道功能。

這一章，我們要重建您對腸道的正確觀念。

# 一、腸道是生命之祖，生氣之源

過去我們習慣於忽視腸道，總覺得小腸就是一團軟塌塌的纏在肚子裏，大腸就是儲藏便便的地方，感覺不太好。

腸道的位置就是下丹田之所在。我們常說意守丹田、氣沉丹田，都是指臍下三寸的下丹田。中醫四大經典中之《難經》，詮釋下丹田是「生命之祖，生氣之源，五臟六腑之本，十二經脈之根」，人體的強弱，甚至生死存亡，全賴丹田元氣之盛衰，腸道是我們生命運轉的動力源頭。

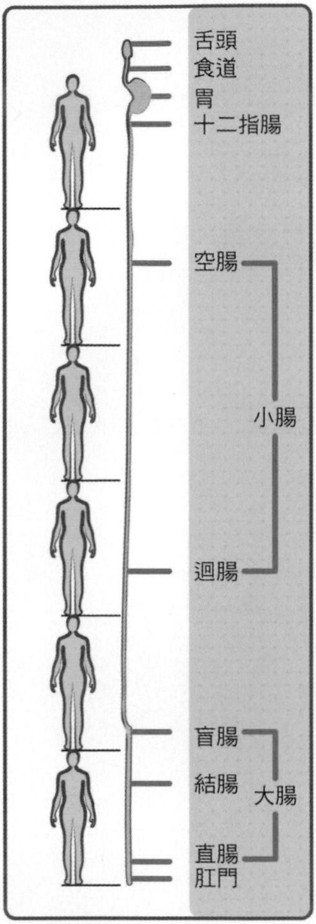


腸道的比例長度

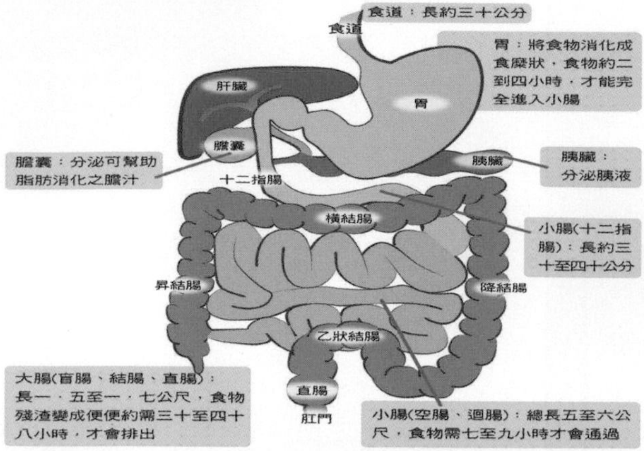
食道：長約三十公分
食道
胃：將食物消化成食糜狀，食物約二到四小時，才能完全進入小腸
肝臟
胃
膽囊
膽囊：分泌可幫助脂肪消化之膽汁
十二指腸
胰臟
胰臟：分泌胰液
橫結腸
小腸(十二指腸)：長約三十至四十公分
昇結腸
降結腸
乙狀結腸
大腸(盲腸、結腸、直腸)：長一．五至一．七公尺，食物殘渣變成便便約需三十至四十八小時，才會排出
直腸
肛門
小腸(空腸、迴腸)：總長五至六公尺，食物需七至九小時才會通過

我們體內的消化道

我們的消化道由口腔開始，先是長約三十公分的食道，進入容積約四公升的胃，然後就是腸道，包括長約五到六公尺的小腸，及一點五到兩公尺的大腸，最後是肛門。如果把您的消化道拉直，可以從一樓地板，直達三樓的地板。

顧名思義，消化道的基本功能就是消化與吸收。消化作用包括物理性的——牙齒撕咬磨碎、消化道多種類型的蠕動、攪拌推送；也包括化學性的——分泌唾液、胃液、胰液、腸液……等含各種消化酵素的消化液，加上荷爾蒙及神經的精密調控。於是，食物中的蛋白質、脂肪、澱粉，被分解成適合小腸吸收的小分子物質。

消化道雖然由口腔開始，但消化作用的啟動卻在腦部，我們看到、聞到、聽到，甚至想到美食時，口水、胃液……等，已經開始分泌，甚至心跳、血流都有變化。

當食物進入口腔，牙齒磨碎食物，與含消化酵素的口水均勻混和，開始消化食物。用餐吃飯細嚼慢嚥，可以減輕胃腸負擔。蛇可以一口吞下小動物，我們的消化道卻只能處理充分嚼碎，而且部分

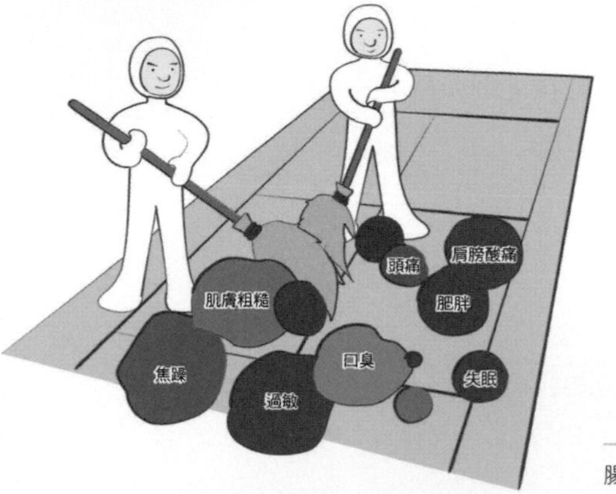


腸道面積約兩個網球場大

分解的食物。

胃是一個兼具殺菌及消化功能的強力攪拌機，它以強有力的蠕動，將食物攪拌、磨碎，同時胃液中的蛋白酶將食物分解成濃濃稠稠的食糜。胃液的強酸能殺滅食物中大部分的細菌及病毒。您相信嗎？將胃液滴在皮膚上，會腐蝕見骨的。胃部本身則有一層厚達一至兩公分的黏液保護，所以胃壁不至於被自己的強酸腐蝕。

胃也是一個食物加工儲存槽，飽餐一頓後，胃會花二至四小時，慢慢的將酸性的食糜，在胃下端調成中性後，分批送入小腸。這個保護機制十分重要，高速公路如果流量太大，就會實施「閘道管制」，不讓太多車輛湧入，腸道也是一樣；小腸是高效能自動化生產線，如果沒有胃替它控制流量，絕對塞車當機，而且強酸的食糜若大量湧入沒有黏液保護的小腸，會立刻引起十二指腸潰瘍。

小腸分為十二指腸、空腸及迴腸。肝臟製造的膽汁，胰臟製造的胰液，都注入十二指腸，然後加上小腸自己分泌的腸液，將食糜徹底分解。

小腸中布滿數百萬的絨毛，總表面積將近兩個網球場大小。這麼大的表面積，不但大大增加吸收養分的效率，而且絨毛隔著單層上皮細胞，內部就是密密麻麻的微血管、乳糜管……等，可以將吸收進來的養份，快速運送到全身，構成一個高效率的養分吸收及運送系統。

大腸，可以想成是便便製造成形的工廠。它內壁平滑，沒有絨毛，大腸吸收水分，讓食物殘渣慢慢固化成便便，儲存在乙狀結腸，等待便意，啟動排便功能。

更重要的是，大腸也是一座精密調控的微生物醱酵工廠，食物殘渣在小腸大約只停留七到九小時，在大腸卻停留長達三十到四十八小時，如果便祕的話，時間更久。大腸裏面住著高達一百兆的微生物，它們有充分的時間去進一步處理食物殘渣。

中醫對腸胃有很傳神的描述，講胃是「倉廩之官」，是「五臟六腑之海」。我們吃下的食物，在胃裏面，腐熟轉化，滋養體內五臟六腑。

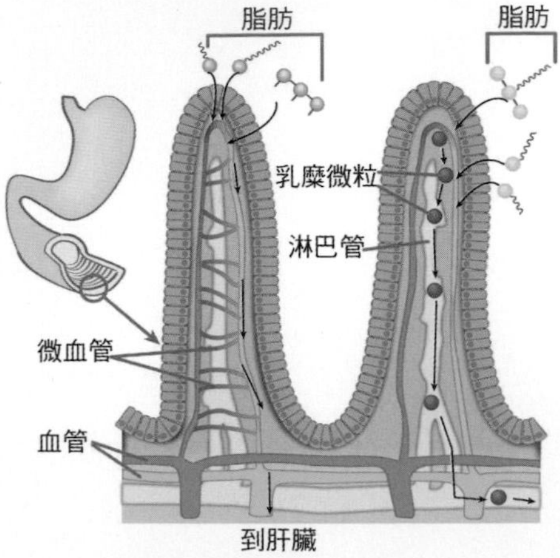


絨毛結構與脂肪的吸收

講小腸，小腸是「受盛之官，化物出焉」，從胃接受腐熟的水穀（食物），轉化成氣血精華。

再說大腸是「傳道之官，變化出焉」，大腸傳導水液，也傳導糟粕，將水液「津」（吸收）入體內，將糟粕排出體外。

請您再多看一眼我們的消化道，由口腔到肛門，像一條貫穿身體的軟管子，但各部分的結構不同，功能也不同。各部分都盡忠職守。在我們一生中，這條管子要為我們消化多達五十公噸的食物，相當於八百個「我」的重量。

五十公噸怎麼算出來的呢？我希望健康的生活到九十歲，每天平均吃一點五公斤食物，九十年就差不多是五十公噸。

這五十公噸的食物，在腸道裏轉化成精氣血，讓我在九十年的人生中，每天可以努力工作，享受生活。所以，《難經》中才會形容腸道是生命之祖，生氣之源。

## 二、會思考，有情緒的第二大腦

消化吸收是腸道的基本功能，接著我要介紹比較不為人所知，但是卻是越來越重要的腸道神經系統。您不可不知，以下資訊值得您全神貫注。

「憂鬱、焦躁、精神分裂症、自閉症、強迫症，當然應該看精神科醫生」，連我自己都會這麼想，醫生會用精神藥物治療，症狀會改善，但不易持久，而且副作用不小。

最近，醫學研究發現腸道與大腦，腸道與精神疾病，竟然有著不可思議的關聯，治偏頭痛的藥可以拿來治腸胃不適，治恐慌症的藥，現在用來治腸躁症。便祕的人會頭痛、失眠、憂鬱、煩躁，連腦下垂體功能都會受影響。

「蔡教授，這是怎麼一回事？為什麼精神疾病會和腸道有關係？」

這就是腸道的神妙之處，它不但是消化器官，也是大腦以外，最

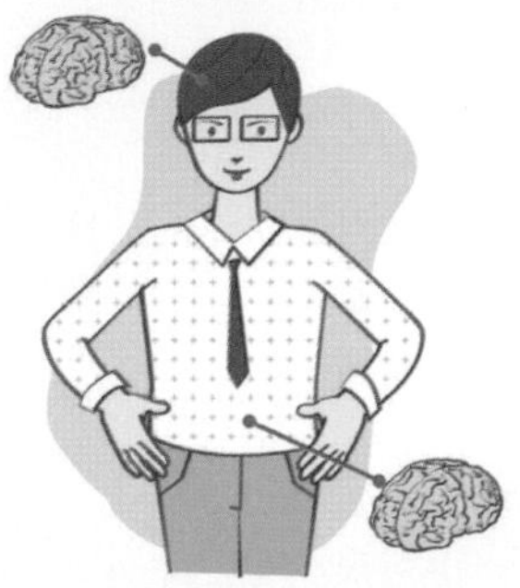

腸道是人的第二大腦，又稱腹腦

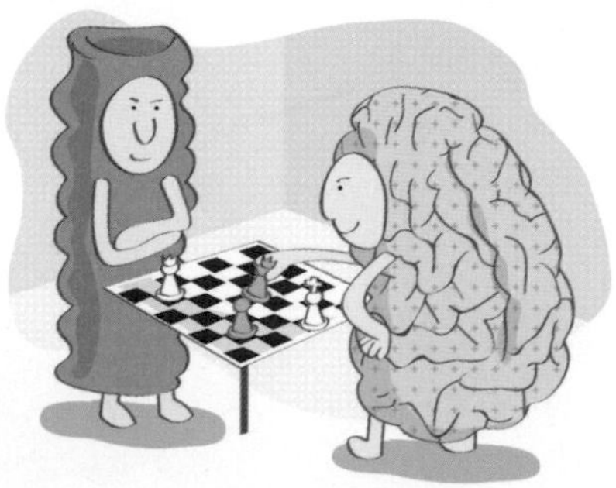

為複雜的神經系統，有多達五億以上的神經細胞分布在腸道。

專門研究腹部神經系統的美國哥倫比亞大學麥克傑森（Michael Gershon）教授，因此把腸道神經系統稱為「第二大腦」或「腹腦」。他曾經形容腸道真的會感覺（feel）、會思考（think），更會表達情緒（express），而且和第一大腦一樣，會學習（learn）、會記憶（memory）。確實如此，腹腦名符其實是個「腦」，它會接收來自腸道的訊息，作出判斷，然後發出指令，而眼睛鼻子就只能接收訊息，回傳大腦。

腹腦不但藉著操控腸道的消化作用，而展現它在生命中的樞紐地位，更重要的是，它操控腸道，放出各種腸道荷爾蒙，影響全身大小器官，包括位高權重的第一大腦。

## 為什麼要有兩個大腦？

消化作用對生命維繫太重要，所以在演化上，先有腹腦，再有大腦。像腔腸動物（如珊瑚及海葵）全身幾乎就是消化器官，所以只

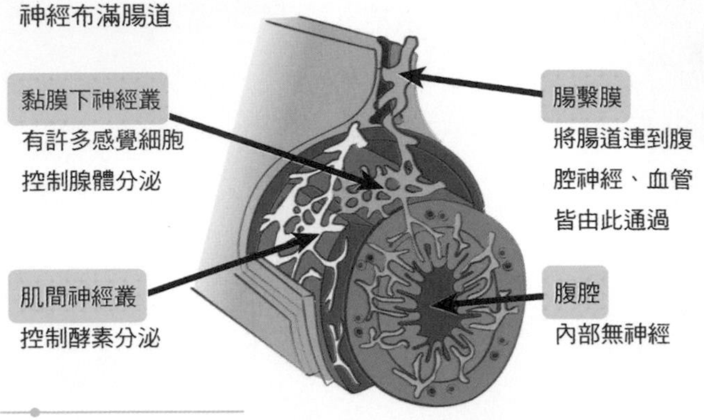


神經布滿腸道

有腹腦，沒有大腦。所有脊椎動物都已演化到有兩個大腦，讓大腦去處理高層次的理性活動，但是將維繫生命的消化作用，仍然歸腹腦打理。

由胚胎發育的歷程來看，在胚胎神經系統形成的最早階段，神經細胞的一部分留在胚胎頭端的神經管，形成中央神經系統（大腦），另一部分由神經脊來的前驅細胞，從胚胎頭側往尾側遊走，轉變為獨立的腸道神經系統（腹腦），分布於腸道肌肉層間及黏膜下層。

兩個神經系統分別發育成熟，最後才由迷走神經系統建立聯繫。兩個神經系統基本結構非常相似，都由複雜的神經網路構成，收發神經脈衝，運用多種共通的神經傳導物質來傳達訊息。

腹腦主要機能是，偵測胃部活動及消化過程，然後主動調節消化速度、加快或者放慢消化液分泌，調控腸道蠕動速度與模式。我們的消化道中，口腔及食道的咀嚼及吞嚥功能是由大腦控制，而整個腸道運作則完全由腹腦負責，一直到最後的肛門，控制權才又交還

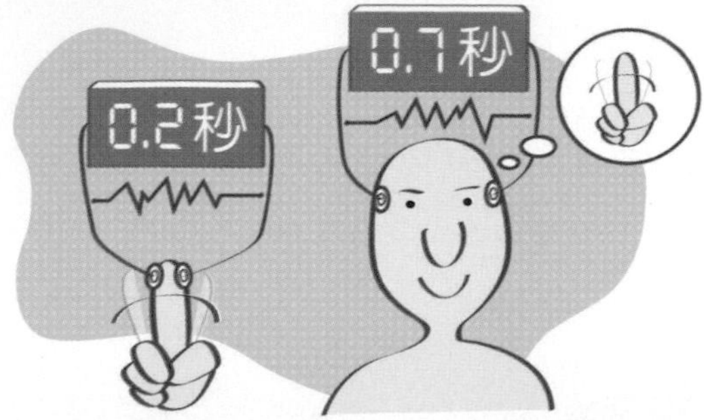


手部動作比腦部反應快0.5秒

給大腦。

腹腦還會儘量制止經常胡思亂想的大腦過分干涉消化作用。由上到下傳送的訊息量，遠少於由下往上；也就是說，主要是腹腦向大腦提供腸道訊息，大腦比較少向腹腦下指令。其實神經訊息的傳送遠比我們想像中慢，如果沒有腹腦，腸道大小事務，都要由遠在頭部的大腦掌控的話，我們的神經傳遞系統根本無法負荷，必須完全重新設計。

美國加州大學的李伯特教授（Benjamin Libet）說：「大腦總是活在過去，皮膚接到刺激，大腦要零點五秒後才知道，身體已經做出某種反應，大腦卻要在零點五秒後，才知道已經做出反應，才開始『思考』為什麼做出這種反應。」德國的普林茨教授（Wolfgang Prinz）說：「我們經常是依照『腸道反應』作事，然後大腦才去想為什麼。」

各位讀者，沒有腹腦，那零點五秒的差距早讓我們在物競天擇中被淘汰了。

## 腹腦與心理疾病關係密切

腹腦和大腦間的連繫非常密切，而且互相影響。美國有句成語說：「Butterflies in my stomach」，緊張得好像有蝴蝶在肚子裡飛。當我們緊張的時候，交感神經興奮，使得腸道活動降低，消化液分泌量減少，排便不順。如果長期處於緊張狀態，各種腸道毛病都會浮現出來，最明顯的例子就是腸躁症。一緊張，蝴蝶就在肚子亂飛，就肚子痛想跑廁所。腸躁症不會傳染，不會致命，但卻帶來無限困擾，嚴重時，可能連家門都出不了。

幼年期心理壓力對腸道機能的影響特別明顯，甚至影響到腸道的正常發育，高達七成的慢性腸胃症患者，在孩童時期，曾經經歷過親人生離死別等深刻的傷痛。或許，傷痛不應該用「刻骨銘心」來形容，反而應該說是「刻腸銘心」會更貼切。

拿兒童自閉症為例，早在六〇年代就已經注意到自閉症兒童的腸道問題，幾十年來，自閉症與腸道健康的研究，如雨後春筍，二〇〇九年，美國的萊維特教授（Levitt）發現有一個特殊基因同時影響自閉症發病與腸道機能，這篇發表在美國小兒科期刊上的論文，將所有的論爭畫下句點。

現在，我們知道絕大多數自閉症兒童，都有明顯腸道發炎現象，他們的腸道壞菌與正常兒童大不相同。有一位叫麥克布萊德（Campbell-McBride）的神經學專家，因此讓自己久治不癒的自閉症小孩服用益生菌，腸道調理好了，自閉症竟然也不藥而癒。再過不了幾年，也許「治療自閉症，先由腸道著手」就會成為定論。自閉症專用的腸道保健產品也許可以幫助許多病童，造福許多家庭。

憂鬱症被世界衛生組織（WHO）列為二十一世紀三大疾病，我在上課或演講時，經常指著台下聽眾說：「在座諸位，有百分之五到百分之十現在患有憂鬱症，有百分之二十到三十在一生中將有一段期間罹患憂鬱症。」

提到憂鬱症，一定會想到血清素（serotonin），它常被稱為大腦中的幸福分子。血清素與情緒調節有關，血清素分泌量不夠或作用不良都會造成憂鬱症。

血清素主要是由腹腦所分泌，它作用在腸道，促進腸道蠕動，也作用在大腦，調節情緒、睡眠、食慾，與學習記憶也有關係。當您血液中的血清素濃度太低時，您會感到心情低落，蝴蝶開始在肚子裡飛；當您服用抗憂鬱藥，例如百憂解（Prozac），也許心情會開朗些，肚子也舒服許多，因為百憂解會提高血液中血清素的濃度，也就是說，抗憂鬱藥不是作用在大腦，其實是作用在腸道。

腹腦與大腦關係密切，同樣的，腸道與心理互相影響。治療自閉症、躁鬱症、強迫症、精神分裂症……等精神疾病時，如果能兼顧病患的腸道，治療效果就會大大的提升。

腹腦所分泌的血清素影響層面還不只如此，血清素不夠，會加強您的侵略性，大腸激躁症就是因為大腸局部血清素濃度太高。最近甚至發現血清素會抑制骨骼形成，所以吃太多抗憂鬱藥，可能會讓您容易骨質疏鬆。

有趣的腸道荷爾蒙，還不只血清素，像縮膽囊素（CCK）會降低血糖，讓您昏昏欲睡；用餐後腸道會分泌一群飽食荷爾蒙，抑制大腦的食慾；飢餓素（ghrelin）是最新發現由胃部分泌的一種會刺激食慾的荷爾蒙，它可用於促進癌症病患的食慾。不過長期熬夜的人請注意，睡眠不足會促進飢餓素分泌，食慾越旺盛，會越吃越多，很快就變胖。

耶魯大學的團隊最近發現飢餓素可以促進記憶，幫助學習，而且他們建議，最好在肚子餓的時候讀書。在第四章中，我還會談更多有關腸道荷爾蒙的有趣研究。

## 腸道的味覺比舌頭靈敏

大腦會感知，會接受訊息，並且做出反應，我們的腹腦同樣也有很強的監控系統，腸道內壁佈滿了各種感測器，能夠精確的偵測腸道中成千上萬的化學物質。有趣的是，最近發現腸道和舌頭一樣，有許多味蕾細胞，可以分辨甜味、苦味、甘味……等味道。吃到好吃的食物，舌頭味蕾會告訴大腦：「好吃！」當您的腸道味蕾偵測到某些喜歡的「味道」時，會在您「不知不覺」中不必經過大腦，就可以刺激您的食慾，讓您感到愉快，甚至調整您的胰島素分泌。所謂「媽媽的味道」很可能就是刻印在腹腦。

不僅如此，著名的科學期刊《臨床研究》，在二〇〇八年刊登了一篇美國加州大學奧斯本教授（Osborne）的精彩研究。他們發現，當我們吃進了有毒物質，小腸偵測到毒素的「苦味」時，會立刻做出保護反應，迅速下指令減緩腸胃蠕動及消化液之分泌，讓食物在胃部停久一些，增加被嘔吐排出的機會；最奇妙的是，小腸同時會立刻分泌出「飽食荷爾蒙」，讓您不想再繼續吃東西，防止您吃進更多的毒素。

如何？有趣吧！腸道確實就像麥克傑森教授所形容的一樣：會感覺、會思考、會學習、會記憶、會表達情緒，而且懂得自我防衛。

我們中國人早就知道腸道／腹腦與大腦中間的密切關係。《東醫寶鑑》中說：「腦為上丹田，藏神之府，心為中丹田，藏氣之府，臍下三寸為下丹田，藏精之府。」由下而上，「精實則氣充，氣充則神旺」，「精虛則氣竭，氣竭則神逝」。各位，關愛腸道、照顧腸道，腸道如果健康，自然精實、氣充，而且神旺，百病不侵。

## 三、免疫最前線——腸道免疫系統

腸道是我們的消化器官，是第二大腦。同時也是人體最重要、最強大的免疫器官。

近幾年，我把握任何可能的機會，努力傳達這個重要概念，我認為這攸關生死。偶而會有反對聲浪：「蔡教授，腸道是消化器官，怎麼可能是免疫器官？」

我是醫學院的教授，我希望將這個在生物醫學研究裏，已經立論十餘年的腸道免疫概念，深植入您的心裏，徹底改變您對腸道的認知，讓您對腸道刮目相看。

操作內視鏡檢查腸道時，可以看到小腸末端、迴腸的部分，有很多小突起，分布在小腸內壁，經驗不足的年輕醫生可能會誤以為這是腫瘤。這就是有名的貝爾斑（Peyer's patch），是哺乳動物體內最大的淋巴組織，用顯微鏡觀察時，可以看到貝爾斑裏面有無數的淋巴結聚集。我們做老鼠實驗時，由小腸外部也可以看到一粒粒的貝爾斑凸起。

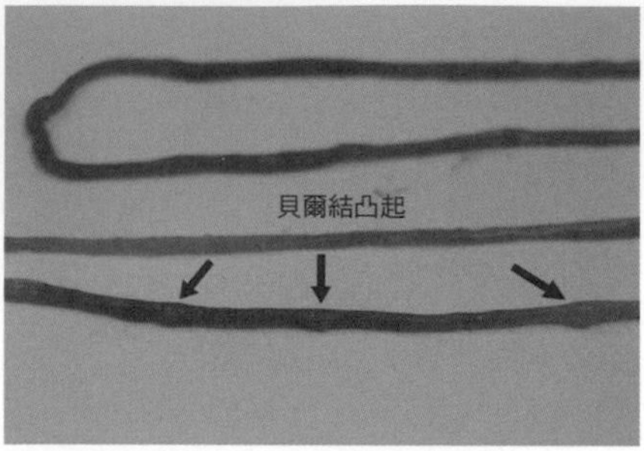


老鼠小腸的貝爾結凸起

如果您像我們一樣實際看過貝爾結，了解貝爾結做什麼事，您就不會懷疑腸道確實是重要的免疫器官了。

貝爾結的狀態直接反映身體的免疫強弱，年輕健康者，數目多、凸起明顯；年紀大、體弱多病者，數目減少，而且較平坦。腸道發炎時，貝爾結很快就潰爛。

## 腸道是免疫器官？

「腸道明明是消化器官，為什麼又要是免疫器官呢？」

這是必然且不得已的設計。腸道的天賦使命是消化吸收，它的設計首先考慮如何高效率的執行消化和吸收。小腸內部有無數的絨毛，每根絨毛上又有無數的微絨毛，總表面積達到三百平方公尺，遠大於皮膚（兩平方公尺）及肺部黏膜系統（八十平方公尺）的表面積。

腸道表面覆蓋著由單層上皮細胞構成的黏膜，黏膜下面就是密密麻麻的微血管及乳糜管系統。食物由口腔、胃到小腸，在精密調控下，消化分解成胺基酸、葡萄糖、脂肪酸……等小分子，透過黏膜被吸收，然後由微血管、乳糜管……等迅速進入循環系統。這就是腸道為了有效執行消化吸收而做的設計，驚人的大面積、高效率的黏膜吸收，高效率的物質運輸。

現在問題浮現了，別忘了腸道同時也是最危險、最骯髒的地方，無數由口腔侵入的病菌、毒物，以及腸道原本就存在的壞菌軍團，虎視眈眈的想伺機入侵人體。好的、有益的營養素能夠高效率的被吸收，被輸送到全身；同樣的，壞的、有害的毒素、病菌，也可能同樣的被高效率吸收、高效率的輸送。所以，各位朋友，我們的身體在設計防衛體系時，只好將大部分的免疫防衛軍隊，配置在腸道，用來保護腸道黏膜的安全。

有七成以上的免疫細胞，如巨噬細胞、T細胞、NK細胞、B細胞……等，集中在腸道，有七成以上的免疫球蛋白A，由腸道製造，而且用來保護腸道。所以我說，腸道名符其實是最重要的免疫器官。

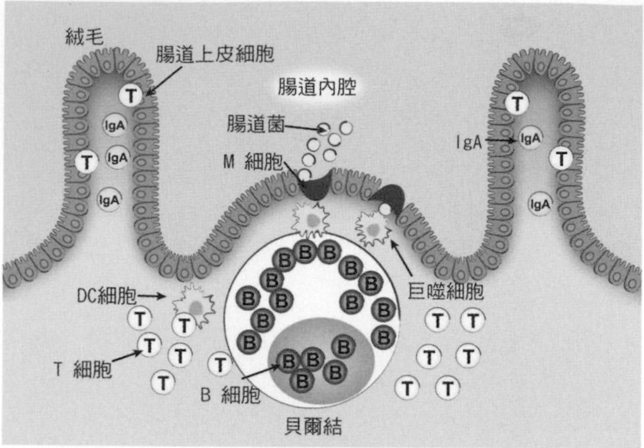


絨毛結構

如果您腸道不好，壞菌大舉入侵，同盟軍團（好菌）節節敗退，戰爭延燒到腸道黏膜，您的免疫細胞前仆後繼，屍橫遍野。您想想看，免疫系統怎麼可能會好呢？所以我說，腸道名符其實是免疫最前線。

## 免疫防衛系統如何運作？

現代人重視保健養生，只要提到免疫的重要性，人人點頭稱是。但是，如果提到什麼是免疫，和健康又有什麼關係，多數人都是不知其詳。以下所談的，都是我認為人人必須知道的基礎知識，有助於您在這山寨知識氾濫的時代，做出最正確的判斷。

不論是動物或植物，一定必須發展出嚴密的免疫防衛系統，才能在自然界生存。要對抗的對象，不但包括病毒、病菌、寄生蟲，也包括無數種天然或人工合成的化學物質、食物成分，甚至包括在身體內產生的毒素、變性蛋白質，以及不正常的細胞……等。

人體的第一道防線是皮膚和黏膜。皮膚覆蓋在身體，除了氣體、水分，以及像精油……等少數小分子物質外，除非有傷口，否則病菌毒物不易入侵。但是像腸道、肺泡、腎絲球……等，身體裏面需要高效率交換物質的地方，就必須以黏膜系統覆蓋。

第二道防線稱作「先天性免疫」，這個系統不需經過教育訓練，就可以立刻對外來的感染作出反應，但只能分辨敵我，無法對特定的敵人作出選擇性反應。嗜中性球、巨噬細胞、自然殺手細胞是先天性免疫系統的三員大將。

嗜中性球的生命週期僅有短短的十二小時，它們反應非常迅速，病菌侵入後的三十到六十分鐘，便可抵達受感染部位，算是先天性免疫的先鋒。

巨噬細胞是第二波的攻擊主將，生命週期較久且可不斷增生。它們體積巨大，會大口吞噬病菌，而且它們會發出警告，通知第三道防線的後天性免疫系統，開始製造能專一對付入侵者的武器（抗體或T細胞）。所以，巨噬細胞不但是先天性免疫的攻擊主力，也是激發後天性免疫的通信官。

自然殺手細胞和巨噬細胞吞噬病菌的作戰方式不同，它們是將細胞打洞，使細胞內容物流出而死亡。它們不但會執行殺死病原的工作，還會主動尋找、攻擊受病原感染的細胞，以及突變癌化的細胞。我們的身體每天自然產生成千上萬的癌細胞，沒有強壯勤奮的自然殺手細胞，我們早就被癌細胞給淹沒了。

先天性免疫是局部的，會引起局部性的發炎反應，表現紅、腫、脹、痛等症狀；而稱作「後天性免疫」的第三道防線則是全面性的，具有專一性及記憶性的特性，在臨床上也會出現發燒的症狀。基本上從病菌、病毒入侵，嗜中性球、巨噬細胞披掛上陣，到最後啟動後天性免疫，大概需要七到十天，所以免疫力正常的人即使感冒，就算不吃藥，七到十天也會自然痊癒。

後天性免疫又可分為體液性免疫及細胞性免疫。體液性免疫的主角是B

細胞產生的各種抗體（又稱為免疫球蛋白，簡寫成Ig）。主要的抗體有：IgG，為血液中主要的抗體；IgA，為分泌到唾液、乳汁、腸道、呼吸道及生殖泌尿道中的抗體；IgE，與過敏反應有關。

細胞性免疫是T細胞主導的免疫反應。T細胞依功能又分為好幾類，例如殺手T細胞（killer T cell），它們是勇猛的戰士，攻擊殺滅被病毒感染的細胞；輔助T細胞（helper T cell），它們能刺激B細胞，產生抗體及各種細胞激素（cytokine）。我們常說要保持Th1與Th2平衡，Th就是指輔助T細胞。

以上所介紹的各種免疫細胞，都是俗稱的白血球。先天性免疫的嗜中性球、巨噬細胞及自然殺手細胞，像機動偵防部隊，遍布全身，時時備戰；後天性免疫的B細胞是飛彈部隊，也是作戰指揮中心；抗體是殺敵的飛彈；而細胞激素就是協調作戰的傳令工具；T細胞可以比喻為衝鋒陷陣的戰車部隊。

人體的免疫系統彷如天羅地網，殲滅外來病原毒物，並且獵殺體內潛伏癌細胞，除非我們虐待自己，造成免疫混亂內耗，否則絕少失敗。這個防

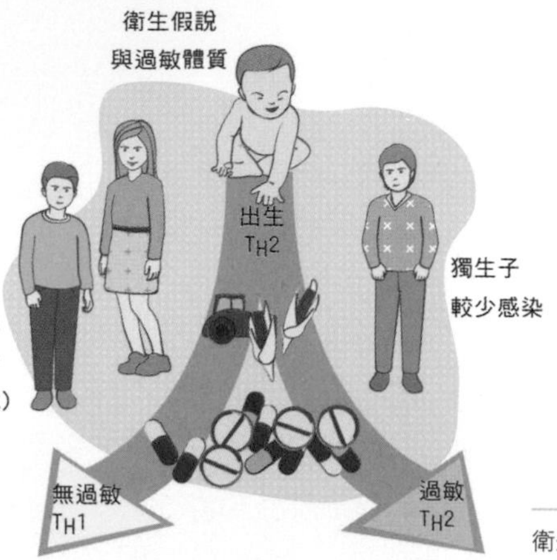


衛生假說與過敏體質

禦系統實在巧奪天工，值得我們感恩讚嘆，我們該做的只是善待自己，讓免疫系統能無後顧之憂，充分發揮戰力。

## 腸道免疫PK腸道細菌？

我們常說：「不乾不淨，吃了沒病」，這個說法其實是頗有幾分科學根據。

一九八九年，英國的斯特羅恩教授（Strachan）提出「衛生假說」（hygiene hypothesis），認為現代社會，因為衛生環境改善、抗生素濫用，以及家庭規模較小等因素，以致於在幼兒時期，接觸微生物及各種抗原的機會減少，導致免疫系統發育不良，或Th1/Th2失衡，因而增加罹患過敏性疾病的機率。最近甚至認為連癌症發病率上升，都可以用「衛生假說」說明。

其實「衛生假說」爭論不斷。最近，瑞典的畢爾克斯汀教授（Björkstén）就發表一篇論文《我們還相信衛生假說嗎？》，他的結論是支持衛生假說，他說：「眾多流行病學、臨床和動物研究結

# 腸道是最強大的免疫器官

腸道是消化器官，是第二大腦，同時也是人體最重要、最強大的免疫器官。

它執行消化和吸收，所以它同時也是最危險、最骯髒的地方。無數由口腔侵入的病菌、毒物，以及腸道原本就存在的壞菌軍團，虎視眈眈的想伺機入侵人體。因此，身體在設計防衛體系時，便將大部分的免疫防衛軍隊配置在腸道，用來保護腸道黏膜的安全。

人體的免疫系統彷如天羅地網，除非我們虐待自己，造成免疫混亂內耗，否則絕少失敗。這個防禦系統巧奪天工，值得讚嘆，我們該做的只是善待自己，讓免疫系統無後顧之憂，充分發揮戰力。

果顯示，在幼兒期與腸道益菌的接觸，可有效預防IgE相關過敏性疾病、糖尿病或過敏性腸炎。」只不過，他認為「衛生假說」名稱會誤導民眾，建議改為「微生物剝奪假說」（microbial deprivation hypothesis）。

有些醫學研究必須使用無菌老鼠，這種老鼠一出生就在無菌環境下成長，腸道裡面幾乎完全沒有細菌，它們的自然壽命比一般老鼠要長一點五倍。聽起來，好像是沒有腸道菌，壽命反而加長；但是，無菌老鼠免疫力非常低，全身性的B和T細胞數目都大幅減少，對病菌幾乎沒有抵抗力，如果在正常環境下飼養，稍微被感染，馬上死亡。

以上這些論述都在強調腸道菌對腸道免疫系統的重要性，腸道是免疫系統的訓練場，而腸道細菌就是訓練員。它們從我們一出生，就進駐腸道，訓練腸道免疫系統，幫助免疫系統成熟發展。腸道免疫系統平常就以腸道菌作為假想敵，接受腸道菌的訓練，身經百戰，自然強壯。

義大利博里尼教授（Bonini）的論文《模仿微生物訓練免疫系統》（Mimicking microbial education of the immune system），探討腸道中究竟哪些益菌是最佳訓練員，他認為我們可以模仿，或補強它們，來遏止過敏疾病流行的繼續惡化。這就是「益生菌療法（probiotic therapy）」的基本概念，使用益生菌來補強腸道免疫教育體制。

## 衛生假說的有趣推理

兄弟姊妹中，老大、老二、老三，誰罹患異位性皮膚炎的可能性最高？足球員中，守門員、前鋒、後衛，又是誰罹患異位性皮膚炎的可能性較高？依照「衛生假說」說法，老大最受保護，與別的孩子接觸機會最少，也因此，在統計上，罹患異位性皮膚炎的比例最高。英國的麥克．帕金（Michael Perkin）最近調查英國十四隊職業足球隊的兩百三十二位球員，發現守門員老么最多，前鋒則是老大佔多數。所以，答案是老大比例最高的前鋒，其罹患異位性皮膚炎的比例最高。

人體腸道菌承擔了消化食物和保護腸道的重責大任，但如果腸道菌活動發生紊亂，它們將會變成致病的源頭。其實腸道菌是否有益，取決於它們是否能與腸道免疫系統和平共處，保持密切合作關

## 蔡教授的健康小腸識

我們一起來觀察自己的肚子，請低下頭看著肚子，右手跟著觸摸，先是口腔、喉嚨、再來是食道。食道位於胸腔正中央，在氣管和心臟的後方，鼓起來的胃位於胸腔的下方，上腹部的中央與左邊，小腸分布於肚臍周圍，然後是大腸，大腸分為盲腸、結腸與直腸，盲腸位於肚臍向右一個拳頭，再向下一個拳頭。盲腸接到升結腸，由右下腹部往上走，在上腹部向左橫過腹腔（橫結腸），然後，在腹腔左上部向下走（降結腸），接到乙狀結腸（左下腹部）、直腸到肛門。

所以，如果您肚臍周圍痛，可能是腸炎，上腹部左側痛是胃痛，右下腹部痛，懷疑是盲腸炎。如果您坐在馬桶上，想幫助排便，可以按左下腹部的乙狀結腸，然後再由右下腹部，順時針按摩您的結腸。

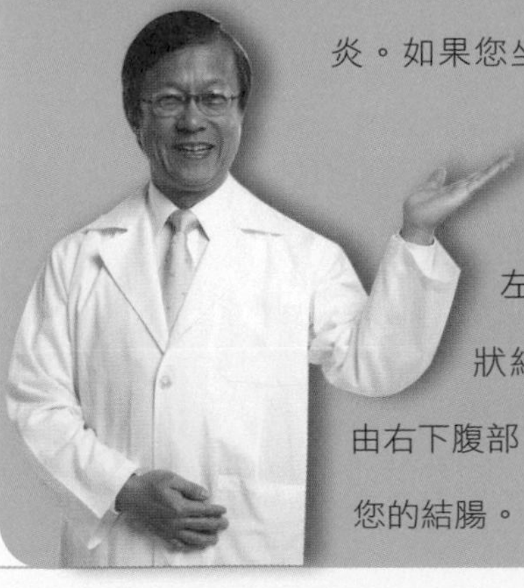

係。一旦兩者間的平衡被打破，各種免疫發炎疾病，甚至癌症，都將接踵而來。

腸道菌與腸道免疫系統不是ＰＫ對抗關係，而是水乳交融的共生關係。現代人都非常重視免疫，知道免疫對健康非常重要，現在您知道，原來腸道不只是消化器官，它也是最重要的免疫器官。有七成以上的免疫細胞，七成以上的IgA，配置在腸道，守護腸道，如果您不好好照顧腸道，首先遭殃的，就是盡忠職守的免疫系統。免疫活力衰退，整體健康又怎麼可能會好呢？

經濟越發達，社會越發展的地方，人們的免疫系統越是混亂，過敏問題越是嚴重。僅僅十年前，還很少聽過花粉症、過敏性鼻炎、異位性皮膚炎、過敏性腸炎……等疾病。現在不論男女老幼，過敏疾病比率越來越高，現代文明的生活及飲食模式，真的是把我們的腸道神經系統及免疫系統打擊得七暈八素。所以，現代人的腸道真是需要特別保養，特別關愛。這麼重要的概念，連醫護人員都不是人人了解，我誠心的希望「腸道健康」的宣傳工作，更加努力，能夠讓這個概念成為每一個人的常識。

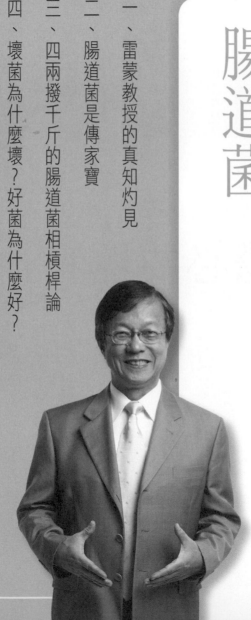

# Chapter 2

# 與人類共生互利的腸道菌

一、雷蒙教授的真知灼見

二、腸道菌是傳家寶

三、四兩撥千斤的腸道菌相槓桿論

四、壞菌為什麼壞？好菌為什麼好？

五、腸道菌與人共組超級生物體

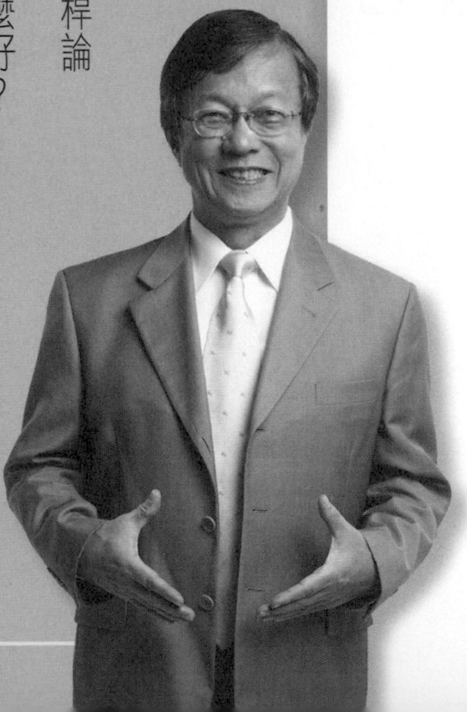

# 「腸道菌是人體必要器官」

在學術界，很重視「有一分證據，說一分話」，這是基本的學術道德。每次看到購物台減肥嗜脂菌的宣傳，都令我痛心疾首，商人為求銷售竟消費乳酸菌到這種程度。

近幾年，有關腸道菌及乳酸菌的研究進步太快，僅僅五年前，我們還認為人類的腸道菌大約有數百種，現在認為可能在數千種以上。

僅僅五年前，我們還習慣由疾病的角度來看腸道菌。現在，已經把腸道菌當成是人體的必要器官。僅僅五年前，醫學界相信乳酸菌的好處就是改善腸道機能，現在知道不只是腸道機能，包括抗過敏、抗發炎、心血管，甚至到癌症預防，乳酸菌都有神奇的功效。

這一章，我要讓您徹底瞭解什麼是腸道菌，腸道菌從何而來，什麼是腸道好菌、腸道壞菌，什麼叫做腸道菌相平衡，什麼叫做腸道菌相失衡，我要您徹底認識腸道中百兆的小兄弟。很多舊觀念要去除，很多新觀念要學習；懂得如何照顧百兆腸道菌，才有資格談保健、談養生。然後，我要告訴您醫學界如何研究乳酸菌的益生功能，乳酸菌如何有益健康。

相信我，讀完這章，您會急著想問我：「蔡教授，我要去哪裡才能找到真正好的乳酸菌產品，真正能夠幫助重建腸道菌相的好乳酸菌？」

## 一、雷蒙教授的真知灼見

二〇〇七年，美國國家衛生研究院（National Institutes of Health，簡稱ＮＩＨ）通過一項八百二十萬美元的「人類微生物體」研究計畫（Human Microbiome Project，簡稱ＨＭＰ），由四間頂尖研究室合作執行，研究腸道、口腔、皮膚、鼻腔、生殖道中和人體共生的微生物，其中當然腸道微生物是重點。ＮＩＨ形容這項計畫在科學史上，是繼人類基因體計畫的另一個里程碑，八百二十萬美元只是拋出的第一塊磚，將帶動規模及意義皆不亞於太空計劃或人體基因體計畫的研究新領域。

當您讀到這一頁時，我希望您認知到這項研究，將是人類科學史上的重要一頁。事實上，當人類基因體計畫完成時，科學家們有些失望的發現——人類居然只有兩萬個基因——大幅少於原先預測的十萬個基因。萬物之靈的人類，基因數居然和果蠅差不多。

在「ＨＭＰ」計畫開始執行時，參與研究的科學家聯名在《自

## 雷蒙教授的大發現

雷蒙教授發現人的腸道菌遠比我們想像的還要複雜，不是幾百種，而是幾千種，而且多數是未知的新菌種，不折不扣是一個人體內的小宇宙。

雷蒙教授説：「腸道菌是人體的『必要器官』，它們提供養分，調控腸道細胞的發育，以及誘導免疫系統的發展，但令人驚訝的是我們對它們的認識如此不足……」

平常，我們就應該更加關心腸道裏的好菌們，天天給它們加油打氣，補充好菌生長的營養，遠離含有毒素和腐敗物質的食物，讓嘴巴享受美食時，腸道也健康。

然》（Nature）上發表一篇文章，他們針對人類只有兩萬個基因這件事，寫下了一段發人省思的評論：「人類不需要自己去演化出太多基因，我們與微生物共生，我們的基因體與共生微生物基因體共同演化，甚至我們的生理代謝也與微生物互相整合，共同建構出一個『人類超級生物體』（human super-organism）。」不錯，與我們共生的微生物超過百兆，它們的基因體比人類自己的基因體大上千百倍，更複雜、可塑性更高，許多重要機能，我們不需要自己去演化，交給微生物吧！所以，我們有兩萬個基因就夠了。

所以，當我定義什麼是「蔡英傑」時，我不但只思考我得自我父母親的那兩萬個基因，我也要體認到「蔡英傑」也包括了我生下來以後，領受自大自然、與我一同成長生活的百兆微生物，他們也是「蔡英傑」的一部分。

為了說明這個概念的起源，我要再往前回溯到二〇〇五年。

二〇〇五年，美國史丹福大學的大衛・雷蒙教授在《科學》（Science）期刊上，發表一篇重要論文，這是第一篇利用基因體學概念研究腸道菌的論文。他發現人的腸道菌遠比我們想像的還要複雜，不是幾百種，而是幾千種，而且多數是未知的新菌種，不折不扣是一個人體內的小宇宙。

這篇論文的開頭第一句話就說：「腸道菌是人體的『必要器官』（essential organ），它們提供養分，調控腸道細胞的發育，以及誘導免疫系統的發展，但令人驚訝的是我們對它們的認識如此不足。」，這是一項劃時代的宣言，腸道菌的研究從此成為生物醫學的大熱門。

在科學定義上，一個器官是由一群分化的細胞組成，共同執行特定功能，而且要與其他器官彼此相助，各司其職。腸道菌真能夠稱做是個器官嗎？這會不會又是一個被科學家的研究熱血過分放大的形容語詞呢？

請您讀完本章後，自己下結論，不過我先給您一些提示。人的神經傳達系中的很多基因是得自微生物，人類所擁有、所使用的很多神經傳導物質，腸道菌也擁有、也使用，當然也能辨識；

腸道菌本身——請注意，不是在說腹腦——能接收來自人體其他器官的訊號，做出適當反應；它們也能發出訊號，影響其他器官。

「腸道菌是人體的必要器官」，這是雷蒙教授的真知灼見，我們呢？我們是如何看待我們的腸道菌？如果我們真的將腸道菌當做必要器官，我們就應該更加關心腸道裏的好菌們，天天給它們加油打氣，並且補充好菌生長的營養，遠離含有毒素和腐敗物質的食物，讓嘴巴享受美食時，腸道也健康。

## 二、腸道菌是傳家寶

一百兆，一的後面接上十四個○，這是百兆。

我們的肚子裏面竟然有一百兆以上的腸道細菌，與我們共存共榮。它們的平均直徑大約一微米，必須用八百倍以上的顯微鏡才可以看見，如果將百兆那麼微小的細菌排在一起，長度可達十萬公里，可以繞地球一周半。

再來玩一下數字遊戲，每個人有十的十四次方的腸道菌，全世界人口是十的九次方；所以，全人類的腸道菌總數達到十的二十三（十四加九）次方。如果加上其他哺乳動物的腸道菌，將是地球上僅次於土壤微生物的重要生態體系。

腸道菌在腸道中的分布，由上到下，越來越多。胃因為太酸了，只有少數像幽門螺旋桿菌之類，有特殊保護機制的菌才能生存，所以每一毫升胃液只有約一千個細菌。進入小腸，細菌數目就開始增加，由數千個，數萬個；到了迴腸時，每公克內容物就有十億個以上的菌了。到了大腸，菌數更快速上升，每克內容物可以達到一百億個菌。所以，百兆的腸道菌，有

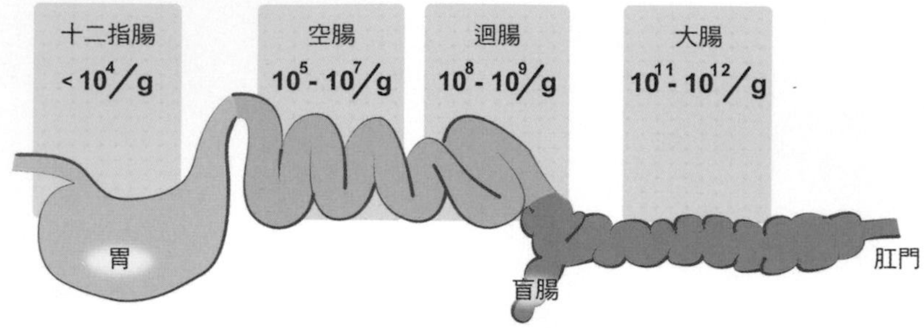


腸道中的腸道菌數目

百分之九十九住在大腸中，百分之一在小腸中。

## 腸道菌從哪裡來？

腸道菌主要屬於厚壁菌門（*Firmicutes*）及擬桿菌門（*Bacteriodetes*），不像其他病原菌，這兩群菌變得太習慣腸道環境了，不太能夠在外界存活。所以，腸道菌主要還是人傳人。

胎兒在子宮裏面時，腸道幾乎是無菌狀態，當胎兒經由產道生出來時，產道中的菌就進入胎兒肚子裏。出生以後，嬰兒所接觸到的人、所喝的奶、所用的衣物，甚至連呼吸的空氣，都會將細菌帶給嬰兒。您相信嗎？出生時，完全無菌的嬰兒腸道，只要二十四小時，菌數就達到百億，只要一星期就達到百兆了；然後，終其一生，腸道菌都與他共存，維護他的腸道健康，訓練他的免疫系統，幫助他抵抗壞菌，供應他寶貴的維生素。

微生物真是無孔不入，連羊水、胎盤、臍帶血、母乳中，都有微生物存在。對自然分娩的嬰兒而言，母親的腸道菌、產道菌以及哺乳方式是影響早期腸道菌相形成最重要因子，生產環境、母親年齡、抗生素使用……等，也是重要影響因子。

剖腹產嬰兒的腸道中，雙歧桿菌、脆弱擬桿菌（*Bacteroides fragilis*）之類的厭氧菌特別少，反而是困難腸梭菌（*Clostridium difficile*）及大腸桿菌等壞菌特別多。這種菌相難免會影響腸道免疫的發展，而剖腹產嬰兒經常要拖上一個月以上，才會恢復到以雙歧桿菌佔優勢的正常嬰兒菌相。

母乳哺育兒的腸道菌會以雙歧桿菌及乳酸桿菌為主；而奶粉哺育兒的腸道菌種類就很雜，梭桿菌、腸桿菌、葡萄球菌、鏈球菌……等數量都不少。值得注意的是，發現困難腸梭菌的機率遠比母乳兒高許多。

如果您的孩子是剖腹產，又是奶粉兒的話，他的腸道菌形成確實是在起跑點就輸了一大截。偏偏這種幼兒越來越多，這就是促使我們努力投入開發幼兒用乳酸菌的動機。

腸道菌從哪裡來？對腸道菌的初期發展而言，媽媽是最重要的來源。所以我們積極宣導，媽媽們要特別注意腸道健康，懷孕後期本來就容易便祕，請多攝取乳酸菌，儘量避免便祕。不要讓孩子輸在起跑點。

孩子到二、三歲以後，腸道菌就算穩定了。那麼請問對發展成熟的腸道菌而言，環境因素重要，還是遺傳因素重要？

很有趣的問題。

我希望是環境因素重要，這樣我才可以逼您注意生活習慣，不過下面這個研究告訴我們，遺傳基因也是很重要。

二〇〇九年，美國華盛頓大學的高登教授（Gordan）煞費苦心的找了三十一對成年同卵雙胞胎及二十三對異卵雙胞胎，分析他們及他們母親的腸道菌，發現有血緣關係者，即使不生活在一起，腸道菌仍然相似，不論同卵或異卵，雙胞胎間腸道菌相似度，皆高於與母親間的親子相似度，而親子間的相似度又遠高於無血緣者。之前也有研究指出，不生活在一起的雙胞胎腸道菌相似度，遠高於同吃同睡的夫妻。這似乎是說遺傳血緣比生活環境重要嗎？不一定，別忘了，那些雙胞胎小時候還是生活在一起。不過這些研究，確實大大提升了遺傳的重要性。

所以，腸道菌究竟是從哪裡來呢？首先是來自於媽媽，然後來自於家人，最後來自於環境。

塑造、培育腸道菌，是環境重要，還是遺傳重要？兩者都重要。遺傳因素打下了基礎，接著由環境因素繼續雕琢。

腸道菌是傳家寶！媽媽們，您不但將遺傳基因傳給孩子，也將腸道菌傳給了孩子。請為了孩子，多關愛自己的腸道吧！給孩子一個扎扎實實的腸道根基吧！

## 母乳乳酸菌的研發值得期待

母乳是嬰孩最佳營養來源，豐富且均衡，而且含有高量的乳糖，以及常被稱為雙歧菌因子的各種寡糖，幫助嬰兒腸道益菌充分增殖。其實母乳中的乳酸菌也不少，每毫升有幾億以上，對嬰兒腸道菌相的形成及保持穩定，很有幫助。最近，我們為了開發更安全、更適合幼兒使用的乳酸菌，積極研究母乳乳酸菌。我們在最嚴謹條件下，收集母乳，在半小時內，送到研究室厭氧操作檯內，分離培養乳酸菌，研究它們的功能性、安全性，已經得到一些可預防過敏，對抗感染的優良菌種，未來請拭目以待。

## 三、四兩撥千斤的腸道菌相槓桿論

「腸道菌相」指的是腸道菌的組成及數量，就像指紋一般，每個人的腸道菌相差異極大，和個人的健康、體質、環境、成長背景都有關係。

百兆的腸道菌，有好菌，有壞菌，也有許多不好不壞、忽好忽壞的中性菌。

好菌一般指乳酸桿菌、雙歧桿菌……等的乳酸菌群。前者主要住在小腸，後者則喜歡大腸中的無氧環境。它們會醱酵乳糖、葡萄糖，生成乳酸及醋酸，使腸道保持微酸性，抑制壞菌生長，而且分泌多種維生素。當老化或生病時，雙歧桿菌會急劇降低，因此被當做是腸道健康指標。

壞菌是指產氣莢膜桿菌、困難腸梭菌、蛋白質分解菌、病原性大腸菌、葡萄球菌、赤痢菌、傷寒菌……等，單看名稱就讓人不寒而慄。這些壞菌有些是由外面侵入，也有不少是腸道常駐菌。像食物中毒這種外來壞菌的攻擊，又急又烈，身體會馬上起而應戰；但常駐壞菌對健康的危害，是在不知不覺中逐漸累積，它們會在腸道中，對沒有在小腸被完全吸收，因而進入大腸的脂肪及蛋白質進行腐敗作用，進而製造出一系列的毒素與致癌物質。

中性菌是指類桿菌、真桿菌、鏈球菌及非病原性大腸菌……等。它們長期住在腸道中，當身體健康、好菌興盛時，它們也可以行善樂施、和平共處，十足一副益菌風貌；但是，當身體衰弱、壞菌勢力強時，它們可能就會跟著為非作歹。

腸道內好菌與壞菌的戰爭，非常激烈，它們競爭在腸道細胞上的棲身之地，努力擴大自己的勢力範圍；它們競爭養份、改變酸鹼度，放出殺菌素，劍光閃閃，爭奪腸道環境的操控權，構成恐怖的動態平衡。真正的壞菌，包括外面來的侵入者，其實數目非常少，但是強悍無比，破壞力極強。我經常形容，要一萬個好菌才能對付一個壞菌。

中性菌不是錦上添花就是落井下石，只要好菌或壞菌任何一方

## 每天要補充多少乳酸菌才夠？

腸道好壞菌的平衡，非常動態、非常敏感。

對腸道好菌而言，只要每天補充百億生力軍，就足夠改變平衡，取得優勢。

中性菌們自然會大舉倒戈，壞菌的勢力會更加衰微，這叫做「四兩撥千斤的腸道槓桿原理」。

腸道健康是一種動態平衡，只要您多注意飲食、多運動、多補充好菌，平衡就會一直向好的方向傾斜。

稍占上風，中性菌會立刻倒戈，就像翹翹板般，往優勢的一方更加傾斜。就像下圍棋或西洋的黑白棋般，當黑子將某區域完全圍下來時，該區域內白子全變成黑子，贏者全拿。

腸道好壞菌的平衡，非常動態、非常敏感，不要說服用抗生素了，只要一杯冰冷的啤酒、一餐烤肉大餐、上司的一陣惡罵、在Disco的一夜狂歡，都可以造成好壞菌平衡的一陣混亂。抗生素更是可怕，一劑抗生素下去，乳酸桿菌和雙歧桿菌一定全軍覆沒。

短暫的混亂很容易調整，但如果壞菌長時間在腸道中稱霸，中性菌又落井下石，對身體的傷害就會越來越嚴重。

經常有朋友問我：「蔡教授，每天要補充多少乳酸菌才夠呢？」，我的標準答案都是：「有個百億也就足夠了。」

「百億的菌怎麼足夠去影響腸道裏百兆的菌呢？差一千倍哩！」

朋友！就是可以。對腸道好菌而言，只要每天補充百億生力軍，就足夠改變平衡，取得優勢。中性菌們自然會大舉倒戈，壞菌的勢力會更加衰微，這叫做「四兩撥千斤的腸道槓桿原理」。

腸道健康是一種動態平衡，只要您多注意飲食、多運動、多補充好菌，平衡就會一直向好的方向傾斜。

## 不要把腸道菌保護網視為當然！

## Do not take for granted

我常說：「腸道菌是槓桿，是動態平衡。」「保健腸道，永不嫌晚，只要多注意飲食、多運動、腸道菌相一定會改善。」這是老師鼓勵學生的講法。不錯，腸道保健永遠不嫌晚，但是兵敗如山倒的例子還是多的是。

加拿大魁北克省二〇〇五年便傳出約兩百名病患死於困難腸梭菌感染引發之偽膜性結腸炎。困難腸梭菌平常潛藏在腸道，當過分使用抗生素，就會破壞腸道菌，腸道沒有腸道菌保護，困難腸梭菌就開始大量增殖，產生大量毒素。用結腸鏡進去一看，腸黏膜一片黃斑，最後真是兵敗如山倒。我形容的是我自己父親的例子。

朋友，Do not take for granted，不要把上帝的祝福視為當然，不要把腸道菌的保護網視為當然。當腸道菌兵敗如山倒、全面撤守時，就是您的健康末日。

## 四、壞菌為什麼壞？好菌為什麼好？

壞菌之所以壞，一方面是它們會使腸道環境偏鹼性，因而抑制好菌生長。另一方面則是因為它們真的是壞——它們會產生很多有毒物質。

壞菌會分解蛋白質產生吲哚、酚類、亞胺……等，這些已經被明確證明是強烈的致癌物質。這些物質平常是要送到肝臟解毒的，但是如果因為濃度太高，或者肝功能不好，便無法完全解毒，問題就大了。例如：亞胺若不完全解毒，會在腸道內和亞硝酸鹽作用，轉成致癌性更強的亞硝酸胺。

這些毒素也會引起發炎反應，促進胃酸過度分泌，引起胃潰瘍。所以，肝硬化患者容易得到胃潰瘍、十二指腸潰瘍，就是亞胺類物質在作怪。

氨氣也是壞菌分解蛋白質的惡臭產物，如果腸道壞菌佔優勢，氨氣產生太多，肝臟解毒不了時，長期而言，會加速人體老化，促進癌化。若是發生急性症狀，氨會進入腦子裡，引起肝性腦病變，導致意志不清，甚至陷入昏睡。

腸道壞菌還包括一些由外面入侵的病原菌，像可怕的病原性大腸菌

O157、腸炎弧菌、沙門氏菌……等。這些病菌不時就會侵入腸道，而且可能在腸道壞菌掩護下，長期潛伏在腸道之中，只要腸道健康惡化，好菌勢力衰退時，這些病菌就會立刻開始繁殖，伺機作亂。

好菌之所以好，一方面是它們會保持腸道健康狀況，產生乳酸、醋酸……等，使腸道環境偏酸，抑制壞菌及可能侵入或潛伏的病菌生長，這幾種酸也會促進腸道蠕動，幫助排便；另一方面，也是因為它們真的是好，它們表現各種各樣的益生保健功效，包括促進免疫，降低腸道毒素……等。

另外，最令營養學家稱道的就是，腸道好菌會分泌$B_1$、$B_2$、$B_6$、$B_{12}$、E、K、泛酸、葉酸……等多種維生素。也許您以為我們所需要的維生素，只要由食物中攝取就可以，那您就大錯特錯了。沒有腸道乳酸菌幫忙，我們絕對會維生素不足。

這也就是為何母乳中的維生素B群量雖然不太多，可是剛出生的嬰兒卻不會B群不足的原因，這都要歸功於腸道中的乳酸菌。當嬰孩便便中的乳酸菌數目高時，血液及尿液中的維生素B濃度也會相對提高。

## 五、腸道菌與人共組超級生物體

科學界講到腸道菌時，最常用的名詞是「commensal microbiota」。Commensal中文為「共餐同食關係」，或「共生關係」，但意思都不太到位。Commensal是一方有利，另一方似乎沒得到太大好處。因此最近開始有人用「mutualistic microbiota」來稱腸道菌。Mutualistic比commensal有更強的「共生」感覺，兩方都因為共生而得利，相依為命，無法單獨生存，可譯為「互利共生」。

把思考層次拉高一些。要知道，微生物是最早出現而且遍布在地球上的生命。當初上帝造亞當所用的泥土中，就充滿了微生物，所有生物的受造（或說演化），都是在與微生物共存之下進行。億萬年來，人類的基因體與共生微生物基因體共同演化，人類的生理代謝與共生微生物生理代謝互相整合，建構成一個人類與微生物共存共榮的「Superorganism」（超級生物體）。

我思故我在。我將以腸道菌與大腦的關係切入說明，容易幫助您

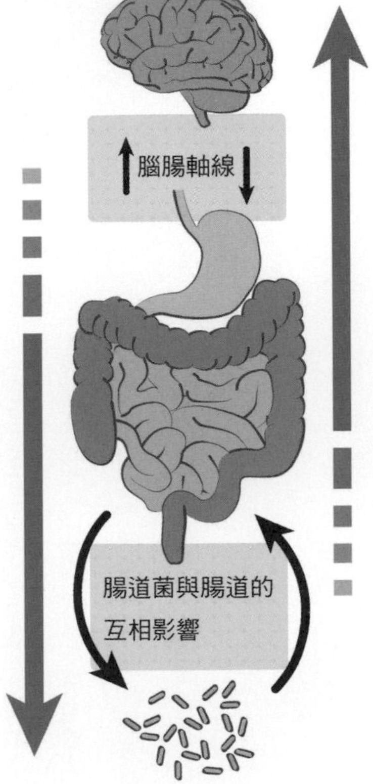


腸道菌與大腦關係

更深入理解「超級生物體」的概念。請注意，不是講腸道腹腦與大腦的關係，而是講腸道菌與大腦的關係。近兩年來，研究腸道菌與人體神經、內分泌及免疫系統間的互動關係的新學門被稱為「微生物神經內分泌學」（microbial endocrinology），已經開始漸漸熱門起來。

許多神經傳導物質在自然界分布很廣，例如鄰苯二酚胺

（catecholamine）是從低等的微生物到動植物都有，科學家認為和神經傳導相關的許多基因，原本是由微生物在共生演化過程中傳遞給宿主的。所以腸道菌當然會運用各種神經傳導物質與腹腦溝通，腹腦與大腦間則以「腦腸軸線」與大腦互相溝通。

在腹腦的五百萬個神經元中，有大約百分之二十稱作ＩＰＡＮ的一群神經元，是直接分布進入腸黏膜。它們收集情報，而且擔任神經系統與腸道菌的連絡員。

腸道菌能接收來自大腦及其他器官的訊號，做出適當反應；腸道菌也能因應環境變化，發出訊號，影響大腦及其他器官。

例如，如果將空腸弧菌（一種食物中毒菌）注入老鼠腸道，腸道菌會突然產生混亂的情況，會經由ＩＰＡＮ及腦腸軸線，傳到大腦，大腦就會不知所措，使得老鼠明顯表現焦躁行為；相反的，如果把６－ＯＨＤＡ（一種神經毒）注射進老鼠體內，腸道菌感知神經系統突然間的異常，同樣也混亂起來，在二十四小時內，腸道內的大腸菌會增加幾萬倍，而且大量貼附在腸壁黏膜上，把好菌都趕了下來。

無菌老鼠比正常有菌老鼠更承受不了壓力。在實驗控制條件下，給無菌老鼠輕微壓力，血液中的壓力荷爾蒙ACTH（促腎上腺皮質激素）會快速上升；可是，肚子裡有腸道菌保護的正常老鼠，在同樣壓力條件下，根本若無其事。這時，如果趕快給受到壓力的無菌老鼠補充乳酸菌，體內的

## 蔡教授的健康小腸識

我們的電腦一定會裝有防毒程式，不但可以防止有病毒感染的電郵進來，而且，一定時間內會自動掃毒。道高一尺，魔高一丈，這種防毒程式也必須隨時更新，才可確實保護電腦安全。

您相信嗎？我們的腸道也會定時自動清洗內部。腸道平常的蠕動非常緩和，只有當食物進來，或排便訊號來了，才會加強蠕動。但是，當你晚上睡覺時，腸道會分泌一種叫做蠕動素（motilin）的荷爾蒙，蠕動素常被稱為「腸道管家婆」，它會讓應該處於休息狀態的腸道，開始收縮蠕動，而且分泌多量的消化酵素，消化腸道中殘存的食物，自動清洗腸道，恢復腸道的戰鬥力，準備迎接第二天的忙碌。

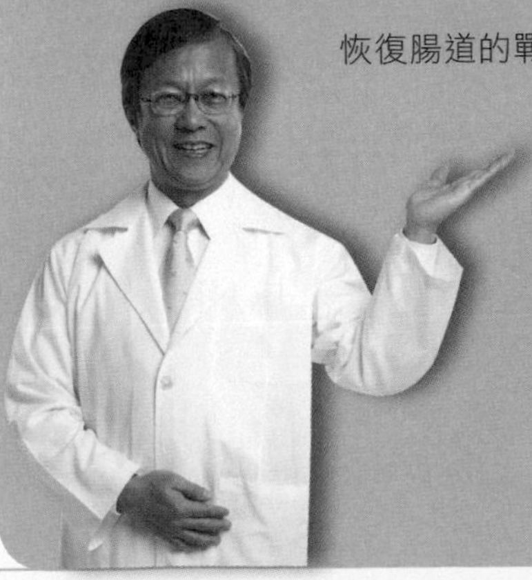

壓力荷爾蒙很快就會恢復正常。

我還看過一個有趣的實驗報告，如果將恆河幼猴與母親分開，幼猴血液中的壓力荷爾蒙及多種發炎激素都會上升，表示身體處於緊張發炎狀態，腸道中乳酸桿菌大幅減少，壞菌增加，腸道通透性上升，毒素及病菌都容易跑出腸道。這個時候，如果趕快給幼猴補充乳酸菌，讓腸道菌恢復正常，緊張及發炎感染的現象很快都會緩解。

更神奇的是，如果在母猴懷孕時，給她施加壓力，幼猴生下來後，腸道中的乳酸桿菌及雙歧桿菌都會異常降低，而且持續好幾個月。

以上所舉的幾個研究例子，我想應該足夠說明腸道菌和腹腦及大腦間的密切整合關係了。

腸道菌與人體構成一個「超級生物體」，腸道菌對人體健康的影響是跳脫腸道限制的，甚至經常不需要腸道媒介，直接而且全面的影響健康，往後的兩章在講解腸道毒素及各種慢性疾病時，您會發現處處都離不開腸道菌的身影。

Chapter 3

# 腸道毒素與慢性發炎

一、排毒，排什麼毒？

二、代謝內毒素血症的粉墨登場

三、低濃度的內毒素引起慢性發炎

四、慢性發炎是體內祕密殺手

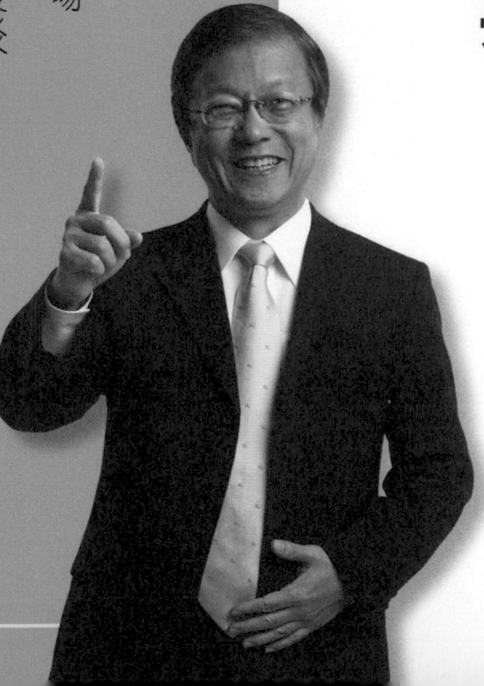

# 「腸道是百病之源、老化之始」

科學家多數認為，依照人類基因內建的自然老化來估算，人類應該至少可以活到一百二十歲。最近百年，當傳染性疾病、營養不足、戰爭……等影響人類壽命的因素一項項被挪走後，人類平均壽命快速提昇到現在的七、八十歲，可是就上不去了。為什麼？為什麼人不能活到天賦壽命的一百二十歲呢？為什麼隨年紀增長，身體機能就減弱？為什麼人會老化？

「隨著歲月的無情流逝，女人最容易衰老的部位到底是哪些？」

中廣新聞網報導，女人最容易衰老的前三位分別是腸道、胸部和大腦。

我不知道中廣是如何得到這個結論，是用一般問卷統計，或由專家討論投票；不過，我同意這個結論。人會老化，而且由腸道開始老化，不但女人如此，男人又何嘗不是如此。

「腸道是百病之源，老化之始！」

不過，到底為什麼呢？為什麼是腸道先老化？

這一章就是要告訴您，其實問題根源不在腸道，而是在腸道裡面的百兆腸道菌。

我在第二章，不厭其煩的講腸道菌的重要性，其影響大腦，影響免疫，影響全人健康。有光就有影，這一章，我要由負面的角度，強調腸道菌對健康的重要性。當腸道生病時，當腸道菌失衡時，會有什麼結果？本章特別要談「腸道毒素」和腸道毒素所引發的「慢性發炎」。這一章的論述將使您直接與最新、最夯的醫學研究接軌。

「生活習慣病的腸道起源說」是這本書的論述主軸，這章要回答您為什麼是「腸道起源」，要帶您探索介於「生活習慣」與「生活習慣病」中間的「腸道黑盒子」。

## 一、排毒，排什麼毒？

我認為「體內環保，防毒排毒」是健康長壽、追求高生命品質必要的一環，不過在過分的商業渲染誇大扭曲下，排毒（Detox）已經失去它應有的光環與價值。英國一個專門破解似是而非科學言論的組織「科學感覺」（Sense about Science），最近就嚴打排毒：「別管排毒，喝杯水，早點睡吧！」被控詐欺的林光常初期照自然走的排毒理論，其實絕非一無是處。只不過名與利，讓他以及他的排毒商法走火入魔了。

什麼是毒？什麼是排毒？

廣義來說，毒泛指一切對身體「Wellness」有損的元素（Wellness，我想不到更好的中文，指身心靈的完整，比Health全面），包括化學的、物理的、生物的、精神面的因子。所以，細菌、病毒、農藥、化學物質、噪音、電磁波、壓力……等都是毒；凡藥三分毒，各種藥物更是毒；中醫概念中的風、寒、暑、濕、燥、火、戾氣、雜氣、邪氣，也是毒。

不過我認為在醫學上，毒還是應該狹義的指生物學或化學物質，包括外來的環境毒，如農藥、戴奧辛、多氯聯苯、廢氣、尼古丁、甲醛、甲苯、重金屬、色素、糖精、防腐劑、殺蟲劑、抗生素、植物的毒、動物的毒，甚至使用不當或過量的藥物等；還有內生性的毒，包括新陳代謝產生的毒、病菌產生的毒，糖、脂質等正常分子過量也是毒，代謝廢物累積太多也是毒。

環境毒隨經濟發展而增加，因環保意識抬頭而減少。根據美國環境保護局調查顯示，目前人類約使用了五十萬種化學物質，這些物質進入地球環境，無可避免的，有部分也進入人體。一九六二年，一本《寂靜的春天》（Silent Spring）激發歐美各國對環境污染的省思；二〇〇九年的現在，台灣仍然在環境與經濟間舉棋不定；在環保與食品安全上，仍然非常後進。多氯聯苯米糠油、三聚氰胺毒奶、戴奧辛鴨、爐碴米、致癌的山寨多多……，接二連三，層出不窮，貪婪、短視、無知，台灣人繼續不斷的在身體裡累積環境毒物，甚至遺禍子孫。

環境毒讓人寢食難安，但是，內生性的毒對健康的危害，尤勝於外來的環境毒。

就身體的各個細胞而言，只要細胞有生命活動，就會隨時產生各種有毒物質，甚至由基因製造蛋白質，這麼基本的細胞生化反應，都經常出錯；還好每個細胞都內建有高效率的排毒系統，消滅自由基，分解做錯了的蛋白質。當這個細胞內排毒系統運轉不順時，細胞就會異常，個體就會生病。您相信嗎？我們的細胞花費一半以上的能量來維持這個排毒系統的正常運作。生命其實就是在不斷產生錯誤與矯正錯誤的過程中持續進行。

就整個身體而言，大部分的毒都是在腸道內由腸道菌所產生。氨、硫化氫、硫醇、色胺、吲哚、靛甘、糞素、腐肉素、屍毒素、神經鹼……，單看名稱，就令人怵目驚心！如果取一些糞便，溶在水中製成大便水，您知道嗎？只要注射很微量就足以殺死一隻實驗動物，而且，便祕越嚴重，大便水毒性越強。

這些腸道毒大部分是由腸道內腐敗菌分解蛋白質或油脂而產生，如果動物性食物吃太多、吃太快，囫圇吞棗，不細嚼慢嚥，大量的脂肪和蛋白質來不及消化吸收完全，就會進入大腸，當然會使愛吃脂肪和蛋白質的腐敗菌大量增殖，毒素也就大量產生。如果多吃植物性食物，大量膳食纖維進入大腸，愛吃纖維的腸道益菌群自然增加。腐敗菌受到壓制，毒素自然會減少。唐代藥王孫思邈說：「食當熟嚼，使米脂入腹，勿使酒脂入腸」，換個說法就是——想排毒，就必須盡量讓脂肪和蛋白質在小腸消化吸收完全，不要留給大腸腐敗菌。

這裡我要插句話，為腸道內腐敗菌群喊聲冤，再怎麼說，腸道腐敗菌也是與人類千萬年共生演化過來的腸道菌群，幫助我們在大腸中回收那些未能在小腸消化吸收完全的脂肪和蛋白質，在長期資源匱乏的人類歷史中，它們有它們的重要性。產生毒素是回收資源所付出的代價，千錯萬錯，錯在我們讓太多蛋白質脂肪進入大腸，腸道內腐敗菌努力工作，產生太多毒素，超過我們日漸衰弱的解毒系統所能負荷。

肝臟是人體最主要的解毒器官，肝細胞中含有豐富的解毒酵素，無論是內生性或外來性的毒，都由肝臟負責將之分解轉化，減輕毒性後，經由糞便、尿液或汗腺排出。所以，想排毒，除了不要去餵食大腸腐敗菌外，其次就是要好好善待、保養肝臟；還有就是不要讓毒素累積，天天清除。就好像衣服沾到番茄醬，立刻清洗，污點比較容易去除，放了幾天才想清洗，恐怕就很難去除了。也像寫日記般，排毒需要下定決心，每天照本實施才有成效。

防毒排毒很重要，但是要正確的認識毒，以及知道如何正確的排毒。我們不會像「科學感覺」組織一樣消極的教您喝水早睡。防毒排毒是保健養生中決定勝負的重要戰役，絕對是必須積極投入的基本功夫，而且必須是科學證據導向（evident-base），請您好好研讀第六章。

## 二、代謝內毒素血症的粉墨登場

台北榮總毒物科主任鄧昭芳大夫是同教會的好弟兄，他的團隊對各種毒物及解毒應對方式瞭如指掌。他們知道中毒事件，總是來得又快又急，考驗應變能力，也考驗平時準備功夫。

本書談保健養生，我們不談這類急性中毒，那是醫療專家的事。敗血症在許多縣市皆擠進十大死因，當嚴重的細菌感染、大量的細菌及細菌毒素進入血液，引起多重器官衰竭，醫院馬上對家屬發出病危通知，大小醫生手忙腳亂。敗血症來得又快又急，是重症病患死亡的重要原因，我們也不談這類急性疾病，這就交給台灣相對完善的健保與高水準的醫療技術來照顧。

我們要談的是介於不良生活習慣與生活習慣病間的那個「神祕潘朵拉盒子」。科學家抽絲剝繭後發現，裏面飛出來的是「細菌內毒素」與「全身性慢性發炎」，它們像忍者龜般低調，和生活習慣病相關的細菌內毒素，在血液中的濃度低到必須用高靈敏度的酵素免疫法才勉強測得到；它們所引發的慢性發炎，低調到讓您以為是自己天生體質虛熱，以為只能怪罪遺傳，或者以為是工作太疲累，壓力太大。

全人類的腸道菌數目多達十的二十三次方，這是一個天文數字。經過千萬年的演化，這些腸道菌大部分只能生存在腸道，人類的腸道是他們安身立命的家，他們與人類成了生命共同體；相反的，大部分所謂的壞菌，原本分布在自然界其他角落，當他們不小心進入了腸道，又幸運的搶到空間得以繁殖，他們的細胞成分與代謝物質，此時對人類就是有害健康的毒素了，有的引發急性疾病，有的卻慢慢累積。

被稱為病原體的微生物，只有少數是「真正病原體」，像結核桿菌、淋病雙球菌、瘧原蟲、狂犬病毒……等，它們始終是病菌，永遠是病菌。可是有些感染症是由伺機性病原體造成，它們原本都是正常的片利共生細菌，只有在錯誤的時候（如免疫力降低），進入錯誤的部位（如血液、組織）時，才會致病。

腸道病菌在腸道中會產生兩類腸道毒素，第一類是腸毒素（enterotoxin），包括像是霍亂弧菌、鼠疫桿菌、痢疾桿菌……等致病

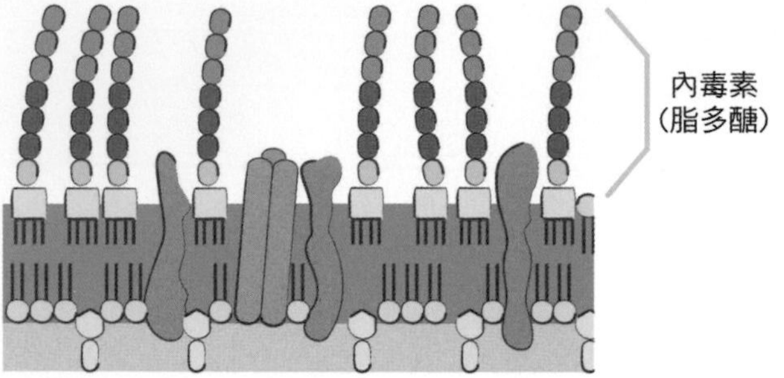


格蘭氏陰性菌細胞表面

菌，釋放到菌體外面的外毒素，毒性強，經常造成嚴重的疾病，需要緊急送醫。

另一類稱為內毒素，如大腸桿菌、綠膿桿菌……等的腸道菌，在分類學上屬於格蘭氏陰性菌。它們的細胞表面上，有一種稱為脂多醣的物質，在細菌死亡崩解時才會釋出，進入血液中引起發炎反應，這種物質就叫做內毒素（endotoxin）。

當嚴重細菌感染時，脂多醣大量釋放入血液，引起急性發炎反應，白血球及血小板急速降低，引發內毒素血症（endotoxemia），情況再嚴重下去，就是令人聞之色變的敗血症了。

同樣的，我們只談保健養生，所以我們把這種急性疾病留給醫生去煩惱。脂多醣要為我們引介另一位主角的登場。

高濃度的脂多醣引發急性的內毒素血症，低濃度的脂多醣則引發影響更深遠的「代謝內毒素血症」（metabolic endotoxemia）。

「代謝內毒素血症」的概念非常的新，如果將「代謝內毒素血症」以詞組方式輸入Google搜尋，還完全找不到任何結果；輸入英

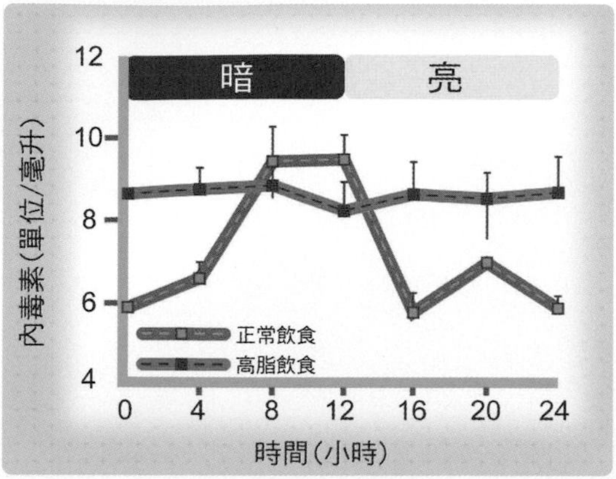


老鼠血清內毒素濃度日夜變化

文的metabolic endotoxemia詞組到Google搜尋，也僅出現一百八十四條搜尋結果（截至二〇一〇年一月三日止）。

「代謝內毒素血症」的粉墨登場是在二〇〇七年。比利時魯文大學的肯尼博士（Patrice D. Cani），在二〇〇七年七月的《糖尿病》期刊（Diabetes）發表了題為「代謝內毒素血症引發肥胖及糖尿病」的論文，他的研究結論是：「高脂飲食會使血液內毒素升高，誘發肥胖及糖尿病。」

這篇論文實驗其實很簡單。他們讓老鼠吃高脂飲食，老鼠當然就胖了，糖尿病症狀出現了；重要的是，肯尼教授福至心靈的去測了老鼠血液中的內毒素。老鼠晚上進食活動，白天睡覺休息。在肯尼教授的實驗中，正常老鼠血液中的內毒素濃度在後半夜，會上升到每毫升約九單位；白天睡覺時，再降到約六單位，呈現「日夜周期性」。如果讓老鼠吃高脂飲食，則日夜周期性不見了，整天保持在約八到九單位的高數值，於是不到一個月，老鼠就胖了，胰島素異常了，糖尿病發了。

參考這個實驗，想想我們自己。我們吃早餐、午餐，總是會有些在小腸消化不了的蛋白質脂肪，於下午進入大腸。所以，下午時，血液中的內毒素濃度會上升；晚上睡覺時，大腸空了，血液內毒素濃度自然慢慢下降，這就是「日夜周期性」。

如果我們天天大魚大肉，晚餐不知節制，又猛吃宵夜，則一天二十四小時，大腸充滿食物，格蘭氏陰性腐敗菌被養得肥肥大大，血液內毒素濃度自然一天二十四小時，維持在高數值。

肯尼教授發現吃太多脂肪，會使血液內毒素濃度失去日夜週期性變化，整天維持在較高單位，這種生理狀況就稱作「代謝內毒素血症」。請注意，代謝內毒素血症的血液內毒素濃度，大約是每毫升八到九單位，比嚴重細菌感染引發內毒素血症，或敗血症時的血液內毒素濃度低了幾十倍。

肯尼教授證明這種由高脂飲食引起的「代謝內毒素血症」是肥胖、糖尿病……等「代謝症候群」的導火線。請記得，代謝症候群是生活習慣病較新的說法，我經常會混著用。

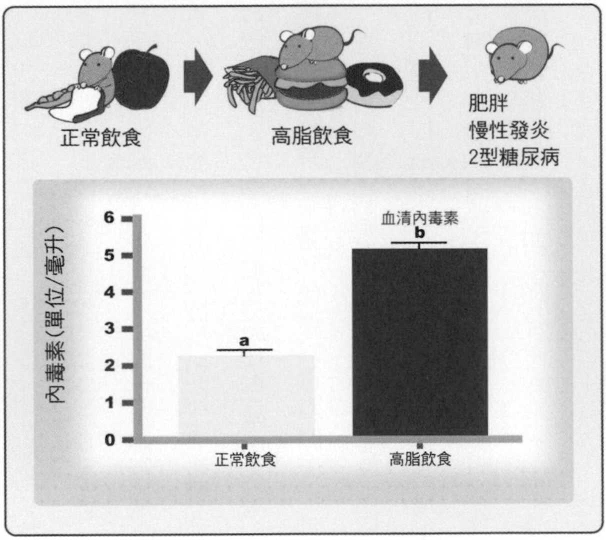


高脂飲食使血液內毒素升高，誘發肥胖及糖尿病

## 三、低濃度的內毒素引起慢性發炎

「代謝內毒素血症」理論會如此轟動，是有時代背景的。打地基的是近十年有關發炎免疫的研究，接著從二〇〇四年，有關腸道菌分子生物、腸道菌與肥胖、腸道菌與糖尿病、腸道菌與精神病……等一連串革命性研究突破，短短幾年間，就將腸道菌推上科研巔峰；再加上代謝症候群病患比例暴增，吸引社會關注，凡此種種，搭建起豪華舞台，讓「代謝內毒素血症」研究一炮而紅。

肯尼教授的高脂老鼠不但胖、嚴重糖尿，而且腸道菌也亂七八糟，雙歧桿菌減少，格蘭氏陰性腐敗菌增加。腐敗菌不是病菌，頂多歸類為貪吃油脂的腸道壞菌。高脂飲食讓這些腐敗菌增殖的結果，就是一天二十四小時，血液中會始終保持有八到九單位的內毒素，持續幾個星期下來，老鼠就胖了，糖尿病發了，腹部脂肪也堆積了。

肯尼教授在老鼠實驗中，又發現一個有趣現象，如果只是將內

## 預防代謝內毒素血症的要訣：

代謝內毒素血症與肥胖、糖尿病、脂肪肝、動脈硬化……等代謝症候群症息息相關。預防的要訣有二：不要讓腸道壞菌增殖，降低內毒素的產生；不要讓油脂進入大腸。所以，務必吃清淡些，而且細嚼慢嚥，幫助消化。

毒素餵給老鼠吃，老鼠血液中的內毒素並不會馬上上升，單單餵食油脂，內毒素也不會馬上上升；可是如果將內毒素與油脂同時餵食時，血液內毒素濃度居然會在三十分鐘內就上升了。這表示腸道內毒素必須在有充分油脂共存時，才會被吸收進入血液。

油脂扮演雙重角色，長時間餵食高油脂，會促進腸道壞菌增殖，而間接使內毒素增加，而且油脂還會直接幫助內毒素的吸收。所以，朋友們，預防代謝內毒素血症的要訣有二：不要讓腸道壞菌增殖，降低內毒素的產生；其次就是不要讓油脂進入大腸，所以，務必吃清淡些，而且細嚼慢嚥，幫助消化。再說一次，不要讓油脂進入大腸。

肯尼教授接著證明腸道內毒素與發炎及代謝症候群的關係。他發現吃高脂飲食四個星期的老鼠，不但體重增加，出現糖尿病症狀，而且肝臟及脂肪組織中的發炎因子都明顯上升。這個研究將高脂飲食以及發炎和肥胖／糖尿病都清清楚楚的串在一起。

接著更有趣的是，不需要吃高脂飲食，只要每天將少量內毒素直接注射到血液裡，保持血液內毒素在可以引發代謝內毒素血症的八到九單位濃度範圍，四個星期後，老鼠也胖了，肝臟也同樣發炎，糖尿病症狀同樣明顯。請注意，這些老鼠並沒有吃高脂飲食，並沒有攝取過多的熱量，單單只是每天注射一些內毒素，就變胖了，就成了糖尿病患。這是肯尼教授最重要的研究發現。直接點名內毒素是那個「第一因」，是內毒素引起發炎，然後誘發代謝症候群。串在一起的順序就是：高脂飲食→腸道壞菌→內毒素→發炎→肥胖／糖尿病。

「代謝內毒素血症」的科學意義在於它將腸道菌與代謝症候群間的黑洞補了起來，為什麼呢?我們來看圖說故事：

（1）高脂低纖飲食改變腸道菌相，（2）雙歧桿菌（腸道好菌）減少，（3）愛吃脂肪，表面帶有內毒素的格蘭氏陰性菌大幅增加，（4）內毒素在油脂幫助下，通過腸壁，進入血液，活化人體免疫系統中的巨噬細胞，（5）巨噬細胞因此放出發炎因子。（6）發炎因子流竄全身，到處引發慢性發炎、胰島素抗性等異常

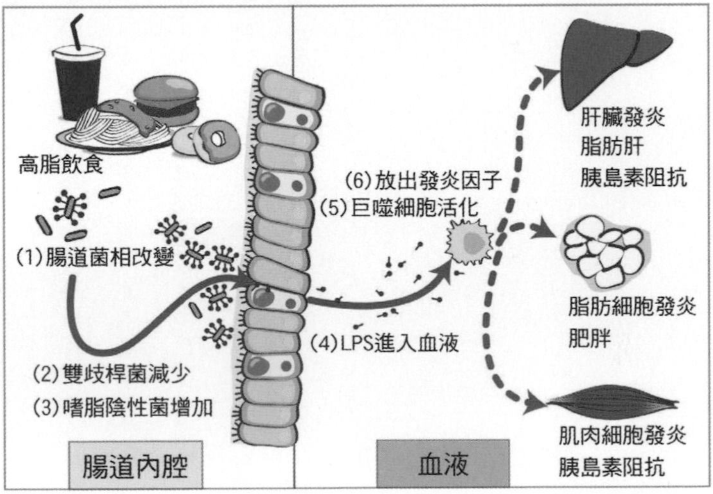
高脂飲食
(1)腸道菌相改變
(2)雙歧桿菌減少
(3)嗜脂陰性菌增加
腸道內腔
(4)LPS進入血液
(5)巨噬細胞活化
(6)放出發炎因子
血液
肝臟發炎
脂肪肝
胰島素阻抗
脂肪細胞發炎
肥胖
肌肉細胞發炎
胰島素阻抗

腸道菌與代謝症候群

現象，久而久之，肥胖、糖尿病、脂肪肝、動脈硬化……等代謝症候群症狀逐漸顯現。

我在討論代謝內毒素血症時，經常強調「低濃度」、「慢性的」、「久而久之」。不錯，會引發代謝內毒素血症的內毒素濃度，其實只比正常稍高一些，所引起的發炎現象，也真是「慢性」到不易察覺。就好像用慢火煮大鍋裡浮游的青蛙一樣；當我們突然驚覺時，已經是個嚴重糖尿病患，血管已經塞住九成，甚至已經中風，半身不遂。

感謝肯尼教授警告我們：低濃度內毒素的可怕，遠超過敗血症。

## 四、慢性發炎是體內祕密殺手

我們做基礎醫學研究的人，也講時髦、趕熱門。聽到「發炎！」眼睛就發亮。發炎可是近十年，生物醫學最熱門的課題。醫學研究發現，長期慢性發炎，和心臟病、癌症、糖尿病、老年失智症、肥胖……等重要成人疾病，都有密切關係。美國康乃爾大學的納珊教授（Carl Nathan）甚至說：「我們很難找到任何醫療問題是和發炎無關的。」科學家相信，只要能夠抑制身體的慢性發炎，就能有效降低這些可怕疾病的機率。

發炎本來應該是身體對抗疾病的重要免疫防禦機制。但是，現代人體內的免疫機制經常失控暴走，打擊自己正常的細胞，弄得身體內到處都是戰場，到處都像是有火在悶燒，經常處於慢性發炎的狀態。

二〇〇四年二月，《時代雜誌》（TIME）出了一本發炎專輯，將發炎形容為體內的祕密殺手（Secret Killer）。在封面大大的寫著：「祕密殺手：發炎與心臟病、癌症、阿滋海默症及其他疾病有驚人的關聯性，我們該如何對抗它呢？」。

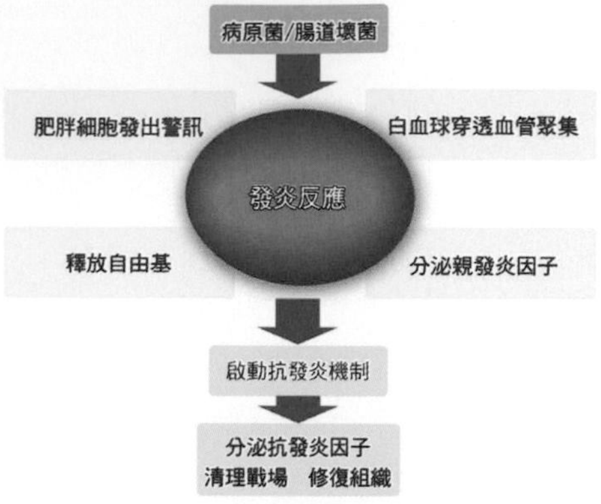


正常的發炎反應

當細菌或病毒入侵時，免疫系統中，扮演哨兵角色的肥胖細胞，便會釋放出組織胺，啟動防禦機制，把白血球、嗜中性球等送到戰場，分泌自由基、前列腺素及白三烯素等親發炎性因子，對抗外敵。這些物質會使血管擴張、組織液滲出，並刺激產生痛覺，這就是發炎反應，會引起局部的紅腫熱痛。

這些親發炎性因子不但對病原菌有殺傷力，對一般正常細胞也同樣有破壞性。因此在戰爭結束後，免疫系統必須啟動抗發炎機制，釋放出抗發炎性因子，撤離白血球，同時讓扮演清道夫角色的巨噬細胞，開始清除死亡的病原菌、白血球，同時抗發炎性因子會啟動身體的修復機制，促進細胞再生，修復受損的組織。

上述發炎機制其實在身體裡面隨時隨地都在進行，親發炎反應與抗發炎反應互相抗衡。有外敵入侵或不知原因的免疫反應發生時，都會啟動親發炎反應對抗，當危機解除後，抗發炎反應如果不能趕快壓制親發炎反應，急性發炎就會轉為慢

## 發炎是體內的祕密殺手

醫學研究發現，長期慢性發炎和心臟病、癌症、糖尿病、老年失智症、肥胖……等重要成人疾病，都有密切關係。

發炎是體內的祕密殺手。科學家逐漸認清，慢性發炎才是心臟病最大的危險因子，膽固醇可能只是配角。癌症的形成也是因為慢性發炎經年累月的刺激正常細胞，使得染色體變異不斷累積，最後才導致癌症。

從好的一面來看，只要控制好體內的慢性發炎，就能預防這些重大疾病。但從壞的一面來說，現代醫學依舊無法有效控制慢性發炎。所以，發炎專輯中說：「請你多運動，多吃蔬果，或者偶爾吞吞阿斯匹林吧！」

性發炎，雖然身體不會有不適的感覺，但是烈火卻在人體中悶燒，慢慢的、不知不覺的攻擊體內健康的細胞、組織和血管，成了潛伏體內的祕密殺手。

以前認為與生活習慣有關的文明病，像是心肌梗塞、糖尿病、阿茲海默氏症、癌症、過敏性及自體免疫疾病……等，現在有愈來愈多的證據顯示都跟體內慢性發炎有關。《時代雜誌》發炎專輯中說：「有好消息，也有壞消息。」

先說好消息，過去認為這些重大疾病互不相干：糖尿病是糖尿病，癌症是癌症，阿茲海默氏症是阿茲海默氏症；現在知道這些疾病其實都跟慢性發炎密切相關。我們只要好好控制體內的慢性發炎，就可以一網打盡、預防這些重大疾病。這確實是好消息。

壞消息則是，現代醫學還沒辦法告訴我們如何有效控制慢性發炎。所以，發炎專輯中說：「請你多運動，多吃蔬果，或者偶爾吞吞阿斯匹林吧！」

到底為什麼「生活習慣病」會與「慢性發炎」有關係呢？請容我簡單舉例說明。

首先談心臟病，一般人都認為，血液膽固醇量增加，會提高罹患心臟病的機會。事實上，百分之五十的心臟病患者，膽固醇值都算正常；所以，心臟病的發生，似乎還有其他重要因子。最近發現，血中發炎指標值高的話，心臟病發作的機率會提高四至五倍，同時也發現，血管壁上慢性發炎所造成的粥狀硬化塊剝落，啟動凝血機制，阻塞了冠狀動脈，才是引發心肌梗塞的原因。所以，科學家逐漸認清，慢性發炎才是心臟病的最大的危險因子，膽固醇可能只是配角。

再談癌症，許多癌症發生自慢性發炎的部位，慢性發炎經年累月的刺激正常細胞，使得染色體變異不斷累積，最後就導致癌症。例如：胃液逆流造成食道發炎是食道癌主要元凶；子宮頸癌是體內為了對抗人類乳突病毒而引起局部發炎所形成；大腸的慢性發炎引起大腸癌；肝臟的慢性發炎引起肝癌……。有報告估計約有百分之三十的癌症和慢性發炎有關，這可能還算過份低估。

慢性風濕性關節炎、多發性硬化症、全身性紅斑性狼瘡……等自體免疫疾病，毫無疑問是因為發炎失控所引發；抑制慢性發炎的藥物大多可以降低阿茲海默症的風險；至於肥胖、糖尿病與發炎，更是焦不離孟，我們在第四章還會詳細討論。

### 蔡教授的健康小腸識

我們的大腦與腹腦雖然說合作無間，但畢竟是兩個獨立的系統，仍然有見縫插針的餘地。要有效減重的祕訣是即使肚子空了，也盡量不要讓大腦知道。教你一招欺騙大腦的方法，早餐時要一定要吃少量脂肪，當然必須是不飽和的健康脂肪。如果你早餐只吃紅茶加吐司，大概不到一小時，胃就空了，就會想吃點心餅乾。如果在土司上塗些花生醬，可以撐三小時，才會有空腹感。每餐都要攝取約七十大卡的健康脂肪，相當於二十粒花生。還有別忘了，食物中的脂溶性營養，例如蕃茄中的茄紅素，必須有足夠的脂肪共存，才能被吸收。講到欺騙大腦，何妨把您家中的碗盤，電鍋，便當盒等，全部換小兩號，會讓您不知不覺的食量大減。

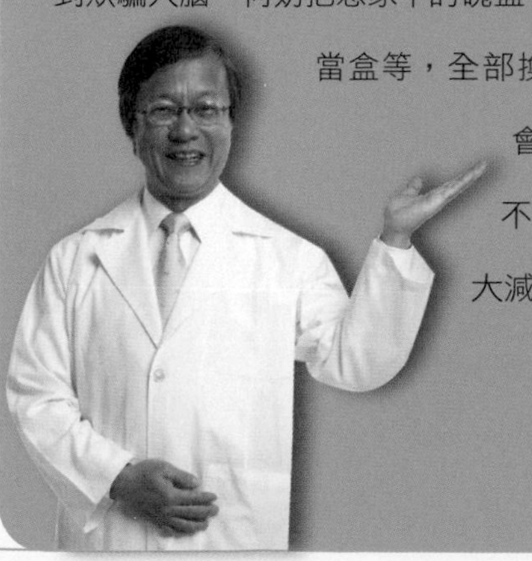

# Chapter 4

# 代謝症候群的腸道起源說

一、什麼是代謝症候群？

二、肥胖瘟疫全球蔓延

三、肥胖影武者——胖老鼠的故事

四、脂肪細胞是肥胖源頭

五、腸道激素 V.S. 脂肪激素

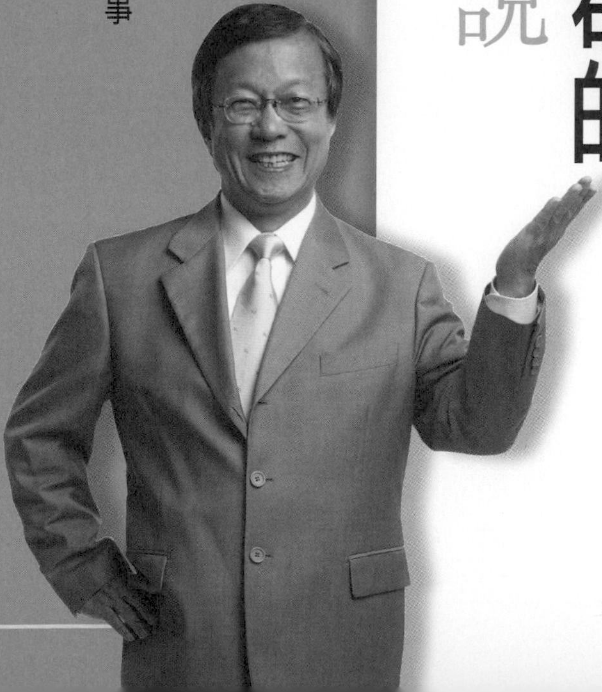

# 「萬疾肥為首 百病胖為先」

「代謝症候群的腸道起源說」是本書的主軸，上一章講腸道毒素引起全身慢性發炎，然後引發代謝症候群。這一章接著要反過來講代謝症候群如何受腸道健康所左右。

在前本書中，我談腸癌，談各種常見的腸道疾病，將死亡四重奏（肥胖、高血壓、高膽固醇、高血糖）稱為現代人最大夢魘。

當時我說：「腸道菌相平衡與死亡四重奏的關係，是近些年才逐漸為科學家所重視，越來越多研究發現，改變科學家過去許多不正確的看法。再過幾年，我們一定可以確切的告訴您，腸道菌是因為這樣、那樣的種種原因，使您的血壓上升，使您的壞膽固醇累積，破壞您的體型。」

可是不到三年，如今已經有足夠的證據讓我可以確切的告訴您：「就是因為腸道壞菌釋放出腸道毒素，引起慢性發炎。」這個理論可以解釋大部分的現象。這一章，我們不討論一般的腸道疾病，甚至不談腸癌，我們談代謝症候群，而且將重點放在肥胖及糖尿病。

這一章，我們要進入由腸道、大腦、脂肪組織、胰島素、荷爾蒙連袂演出的奇幻世界，尋找控制體重、對抗肥胖、控制血糖、延年益壽的武功祕笈。

# 一、什麼是代謝症候群？

癌症、心臟病、腦中風、高血壓、糖尿病、肝病、腎病……等成人慢性非傳染病，已佔將近七成的死亡率。世界衛生組織（WHO）表示，成人慢性病已經是全球必須全面而且迅速回應的問題。

這些疾病都有共同的風險因素，例如吸煙、缺乏體能活動、不健康的飲食……等，所以日本率先將這些疾病稱為「生活習慣病」，強調這些成人慢性病，主要是因為不良生活習慣所致，可以藉由矯正生活習慣而改善。WHO同樣也表示改善生活習慣，可以預防百分之八十的心臟病、中風、糖尿病及百分之四十的癌症。

近年，在深入研究這些慢性疾病的病理機制後，生活習慣病的名稱又「進化」成時髦的「代謝症候群」（metabolic syndrome），點明這些慢性病基本上是因為新陳代謝出了問題。

在日本，通常直接用假名直譯成「メタボリックシンドーム」，

如果要用漢字，就叫做「內臟脂肪症侯群」。這又更深入了一層，指出是因為新陳代謝異常，使得內臟脂肪蓄積，才引發了這些慢性疾病。

日本厚生省那些協助政府制訂政策的專家學者都滿有社會責任感，官員們也很能支持專家意見。當初這些專家學者把成人慢性病定名為「生活習慣病」，是希望藉由加強宣導矯正不良生活習慣，激發國民健康意識，看能不能夠逐漸降低慢性病患比率，減少健保負擔。

也許因為訴諸生活習慣的宣傳不夠聳動，也許因為健保制度太完善，高血壓、高血糖，看病拿藥太方便，幾年下來，慢性病患比率不但不降，反而更加飆升。於是，二〇〇六年再將生活習慣病改名「內臟脂肪症侯群」，凸顯內臟脂肪的惡，批鬥醜化肥胖，直接訴諸人人怕胖愛美的心理。

您知道嗎？日本制訂代謝症候群判定標準時，也有特別想法。當時的主流是強調糖尿病，二〇〇五年，國際糖尿病學會率先提出以

## 什麼是代謝症候群？

我國衛生署二〇〇四年公佈的判定標準是：滿足下列症狀標準（含）三項以上者，即為代謝症候群：

1. 男性腰圍大於九十公分、女性大於八十公分，或BMI值（身體質量指數）大於二十七公斤／平方公尺。
2. 三酸甘油脂大於一百五十毫克／公合。
3. 男性高密度脂蛋白膽固醇（好膽固醇）低於四十毫克／公合、女性低於五十毫克／公合。
4. 血壓大於一百三十／八十五毫米汞柱。
5. 空腹血糖大於一百一十毫克／公合。

肥胖為基本的判定標準，日本認同國際糖尿病學會的意見，將腰圍單獨列為必要條件，將血脂、血糖、血壓列為三選二之選擇條件。日本厚生省宣稱因為腰圍是每個人每一天都自己可以量測的，所以「強調腰圍」，定名「內臟脂肪症候群」，其實是有社會教育的崇高目的。

腰圍反應內臟脂肪的面積，日本厚生省強調腰圍，凸顯內臟脂肪，擺明了就是要嚴打肥胖，把肥胖列為威脅國民健康的萬惡之首，讓社會大眾更能清楚的體認，內臟脂肪面積是造成各種代謝疾病的基本要因。控制肥胖及改善血糖，成了日本政府改善國民健康與生活品質的重要施政目標。

其他各國的標準除了腰圍以外，幾乎一致。國際糖尿病學會為歐洲人訂的腰圍是男性九十四公分和女性八十公分，為亞洲人訂的男女性腰圍分別是九十公分和八十公分。美國心臟學會為美國人訂的腰圍標準是男性一百零二公分與女性八十八公分。不知道為什麼，美國人對肥胖的容忍度特別高。日本厚生省將男性腰圍標準定為八十五公分，女性九十公分，女大於男，則令各國專家百思不得其解。

中研院潘文涵博士曾經做過一項研究，在同樣ＢＭＩ值下，台灣人的高血壓、糖尿病、高尿酸血症的流行率就是比美國白人高；也就是說，台灣人的體質似乎比較容易得代謝症候群。

從醫療角度看，代謝症候群的概念提醒大家「有一就有二，有二就有三」，而且不是「一加一等於二」而是「一加一等於十」。如果腰圍、高血壓、高血糖及高膽固醇等四項危險因數中，有任何一項，心臟病發病率就會由百分之一增加到百分之五點一；有兩項，增到百分之九點七；有三到四項，就是怵目驚心的百分之三十一點三了。代謝症候群的概念提醒我們：看健康，就要整體來看。

還有，千萬不要認為代謝症候群是中老年人的疾病，年紀輕輕，不用擔心。根據教育部統計，都會區中小學生，平均每四名就有一人肥胖；每十個糖尿病患者中就有一個是兒童，其中，八成是與肥胖相關的二型糖尿病。日本已經為兒童訂出代謝症候群判定標準，例如「超重」判定標準是：中學生腰圍八十公分，小學生七十五公分，或者腰圍除以身高大於零點五，請看看您家孩子如何吧！

代謝症候群不是病，是病前狀態。怎麼說呢？以糖尿病為例，糖尿病的診斷標準一般是空腹血糖大於一百二十六毫克／公合，但事實上，在血糖上升到這個濃度之前，動脈已經開始硬化，視網膜已經開始產生病變了，不可逆的傷害已經累積了；代謝症候群將標準提前為一百一十毫克／公合，就是希望仍在「可逆可救」階段時，趕快行動，趕快搶救。《黃帝內經》說：「不治已病治未病」就是這個意思。

其實我個人不太喜歡「預防醫學」這個名詞。預防，讓一般人覺得無關痛癢，可做可不做。代謝症候群是處於還可逆、還可救的未病狀態，好好治療，可以不留後遺症的完全恢復健康。我認為談代謝症候群，不是談「預防」，而是談「積極治療」，是不用醫藥，由飲食運動著手的「積極治療」；要當作是「病」來積極治療，說它是病前狀態，其實是健保不想替您付醫藥費罷了。

## 麥胖報告——不瘦降之迷

美國電影人摩根史培洛（Morgan Spurlock）為證明速食與美國人肥胖的共生關係，不惜以身犯險進行玩命實驗，而且將全程拍成紀錄片《Super Size Me》，實驗規則包括：

1. 三十天內，一天三餐只吃麥當勞的食物及飲品，包括水。
2. 被問及要不要加大時，必須答「要」。
3. 所有食物必須吃光。

結果在三十天內，摩根先生吃下十三公斤糖，五公斤脂肪，體重增加十一公斤、膽固醇增加百分之六十五，而且，肝中毒、高血壓、體脂肪飆高、性能力下降。這部紀錄片在台灣片名叫《麥胖報告》，在香港叫《不瘦降之謎》（意指被巫師施了不瘦之降頭），這部紀錄片獲二〇〇四年日舞影展紀錄片類最佳導演、二〇〇四年愛丁堡影展最佳新導演、還入圍二〇〇五年奧斯卡紀錄片。上映六

## 隨時代進步，人們對健康的要求也更嚴謹

將一九九九年WHO所訂的標準和現在相比，可以一窺健康概念在短短幾年間的變化，滿有趣的。例如WHO當時訂的血壓值不宜超過一百四十／九十毫米汞柱，現在是一百三十／八十五毫米汞柱；而高密度脂蛋白膽固醇，WHO當時訂的下限是男生三十五毫克／公合，女生三十九毫克／公合，現在分別是四十與五十毫克／公合。很明顯的，現在對健康的定義更嚴了，要求更高了。

週以後，麥當勞宣布取消特大號餐點。

## 台灣半世紀疾病演變

把視野放大到五十年，來看看臺灣前五大死因的演變。我出生在一九五二年，真不敢相信，當時腸胃炎居然居五大死因之首，前三大居然都是感染症。一直到一九七〇年代，感染症才逐漸淡出，只有肺炎始終保持在前十大，二〇〇九年，更逆勢上揚到第四名；一九九二年以來，腦血管疾病、心臟疾病及糖尿病，這三種標準代謝症候群，始終入榜，三者比率加起來達百分之二十四，和癌症的百分之二十七，不相上下。男性代謝症候群盛行率從十年前的百分之十三點六，上升到現在的百分之二十五點五；女性更嚴重，從百分之二十六點四上升到百分之三十一點五，如果單看肥胖，則男性則早已超過五成，女性也有將近四成。

表4-1台灣五大死因的五十年演變

| 1952年 | 1986年 | 2002年 | 2009年 |
|---|---|---|---|
| 腸胃炎 | 癌症 | 癌症 | 癌症 |
| 肺炎 | 腦血管 | 腦血管 | 心臟病 |
| 肺結核 | 意外事件 | 心臟病 | 腦血管 |
| 心臟病 | 心臟病 | 糖尿病 | 肺炎 |
| 腦血管 | 高血壓 | 意外事件 | 糖尿病 |

## 二、肥胖瘟疫全球蔓延

萬疾「肥」為首，百病「胖」為先。肥胖被WHO視為是比全球暖化更重要的議題、比新流感更嚴重的瘟疫。不相信的話，您可以在Google輸入中文的「肥胖瘟疫」，有五萬條項目出來，輸入「Obesity pandemic」，有五十萬條以上。WHO甚至將Global（全球）和obesity（肥胖）合體，創出「Globesity」的新名詞，用以形容肥胖瘟疫的全球化。

WHO於二〇〇六年公佈全球約有四億肥胖成人，超過全球營養不良人數，連五歲以下兒童也有兩千萬人超重。而且，WHO特別強調不只是高收入國家肥胖問題嚴重，中低收入國家同樣嚴重；不只是成人問題嚴重，兒童青少年更是令人擔憂。

美國對肥胖的定義，算是寬鬆，BMI三十以上才算肥胖。可是，根據美國疾病管制局（CDC）公佈的資料，二〇〇八年，美國五十州中，居然有四十九州的肥胖發生率超過百分之二十，其中

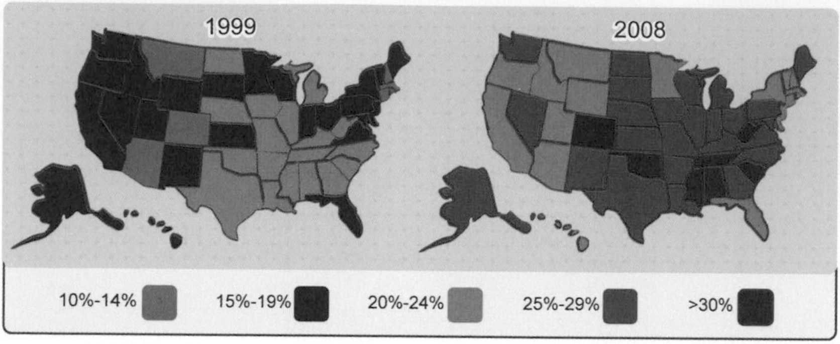


美國肥胖普及率

有六個州超過百分之三十。CDC習慣用紅色來標示肥胖發生率高於百分之二十的州，一九九九年，美國沒有一州是紅色，如今卻是烈火席捲全美，滿江紅中一點藍，只剩科羅拉多州尚未淪陷。其實根據另一篇研究論文，真正的肥胖疫情更是嚴重，全美肥胖人口達百分之三十二。

二〇〇六年，WHO歐洲總部在伊斯坦堡，邀集五十三個歐洲國家的政府衛生、教育、環境、農業部門、企業、非營利組織……等，挑燈夜戰，訂出了一個令人驚艷的〈歐洲抗肥胖憲章〉（European Charter on Counteracting Obesity），吹起歐洲抗肥胖戰爭號角。

抗肥胖憲章要求全歐洲的各級政府、企業、團體、個人都要全面動員，在共同大目標下，負起責任。個人要重視健康飲食與規律運動；企業要參與打造健康大環境；各國政府要努力推動各項措施，包括：食品減鹽、減脂、減糖、排除反式脂肪、嚴打誇大宣傳、訂定學童營養及體能計畫、推行餵母乳

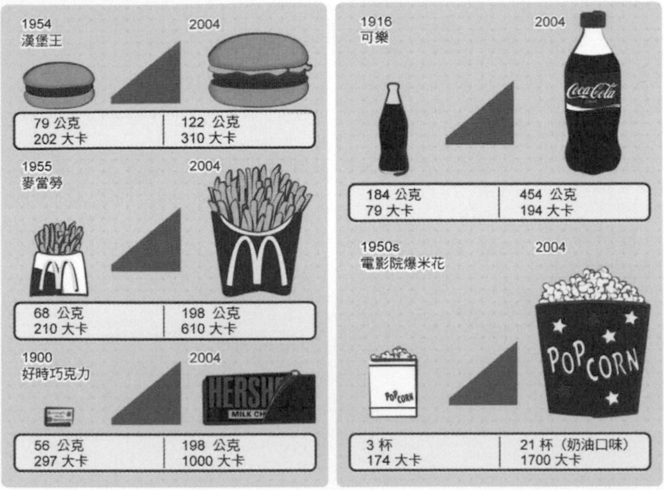


隨時代演進，食物份量與熱量也逐步攀升

運動、規劃行人及單車優先的城市設計、鼓勵醫生開運動處方……等。聽來老生常談，但卻是玩真的，規定從二〇一〇年開始，每三年開會檢討進度。肥胖憲章還特別強調要保護兒童、青少年不受媒體、商業廣告汙染，確保弱勢族群也能獲得健康資源，公衛考量應淩駕經濟、農業、城市建設……等。

我很喜歡歐洲文明的精緻，歐洲人重視人文，重視生活品質；我欣賞歐洲人在這份抗肥胖憲章開宗明義所宣示的：「面對肥胖給健康、經濟及發展所帶來的全球挑戰，我們希望設下典範，激發全面行動。」我欣賞歐洲人在這份憲章中所表現的那股捨我其誰的氣勢。

## 三、肥胖影武者——胖老鼠的故事

二○○四年以來，一連串的重要論文將腸道菌與肥胖及糖尿病的因果關係研究得更加清楚。腸道菌可以控制動物的脂肪代謝，當腸道菌相失調時，會引發全身性的低度慢性發炎，進而導致肥胖和胰島素阻抗。

美國華盛頓大學的高登教授（Gordon）是美國科學院院士，他的實驗室在利用無菌老鼠研究腸道菌生理作用方面，是世界一流的。《時代雜誌》在二○○九年七月及十一月，兩度專文介紹他們的肥胖老鼠研究。

首先，高登教授的團隊培育了一批肚子裡完全沒有菌的無菌鼠，然後發現這些無菌鼠比有菌的正常鼠，飲食量多出百分之三十，代謝率低了百分之二十七，可是體內總脂肪含量反而少百分之四十。看來好像是腸道菌會讓老鼠吃得比較少，可是反而比較胖，而且活動力比較強。換個角度說，腸道菌似乎會

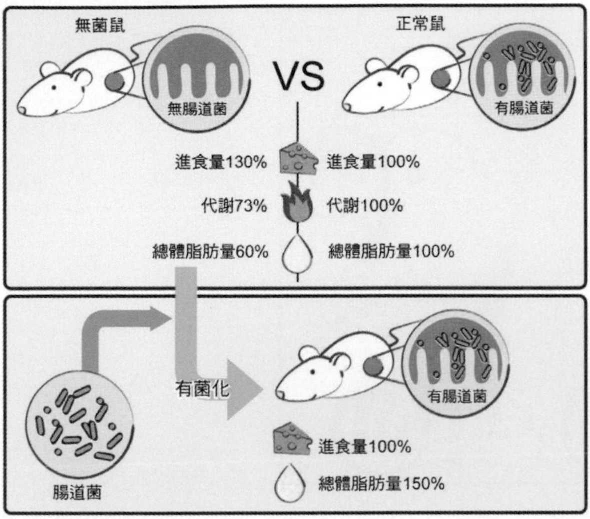


胖老鼠的故事

幫助老鼠更有效的消化食物，更能吸收熱量，更有活力，可是卻反而更胖，不利減肥。

為了更進一步證明，他們將有菌鼠的腸道菌移植到無菌鼠的腸道中，發現「有菌化」果然讓老鼠進食量降低到和正常鼠相同，總脂肪量則大幅增加，甚至比正常鼠還高百分之五十。這下證據確鑿了，無可否認，腸道菌可以幫助動物更有效的利用食物，合成儲存更多的脂肪。

更有趣的是，高登教授又養了一群稱做ob／ob的遺傳性胖老鼠，然後將ob／ob胖老鼠和正常老鼠的腸道菌，分別送入無菌鼠腸道中。結果如您所料，若送入胖老鼠腸道菌，就會變胖；送入正常老鼠腸道菌，體重就正常。分析胖瘦老鼠大便中所含的熱量時，發現胖老鼠大便熱量遠低於瘦老鼠大便，也就是說，胖老鼠把更多的熱量留在體內，所以大便排出的熱量低——真是不胖也難。

第二章提到腸道菌主要屬於厚壁菌門及擬桿菌門兩大類，

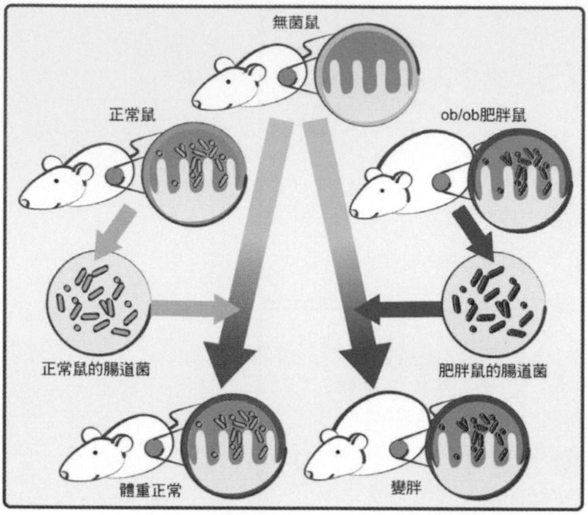


胖老鼠的故事

高登教授發現胖老鼠的腸道菌中，厚壁菌較多，擬桿菌較少。高登教授說：「一定是厚壁菌門中有些菌種會幫助老鼠吸收較多熱量，而使老鼠變胖。」

高登教授甚至拿人來作實驗。他們比較體重不同的同卵雙胞胎，發現較胖的雙胞胎，腸道厚壁菌數量比瘦者多；接著又找了一些肥胖志願者，提供低卡飲食，做些運動，隨著體重下降，他們的腸道菌中的厚壁菌果然越來越少。

我不為您說明什麼是厚壁菌及擬桿菌，不過我接著要為您說明為什麼腸道菌影響體重。

有菌鼠小腸絨毛下面的微血管量比無菌鼠多一倍，營養吸收自然效率高。許多腸道菌可以分解膳食纖維，發酵產生短鏈脂肪酸（乳酸，醋酸……等），不但可以促進腸道細胞生長，抑制發炎反應，而且更是重要的熱量來源。也就是說，腸道菌將不能利用的纖維，轉變成高熱量、可回收的脂肪酸，而厚壁菌門中的菌種，比擬桿菌門更擅長做這種資源回收的工作，所以胖的人厚壁菌多。

腸道菌不只影響腸道內熱量的資源回收，它們甚至控制資源回收儲存系統的總開關。體內有一種叫做 *fiaf*（飢餓誘發因子）的基因，當肚子餓的時候，*fiaf* 基因ＯＮ，啟動體內的脂肪燃燒系統，開始燃燒身體內部的脂肪，而且關閉腸道內脂肪分解回收系統；當吃了大餐，*fiaf* 基因就ＯＦＦ，於是脂肪燃燒系統關閉，轉而啟動腸道脂肪回收系統。

肥胖者腸道菌的某些成員，會擅自把 *fiaf* 基因關掉，明明是肚子餓了，*fiaf* 基因卻ＯＮ不起來，沒辦法啟動體內的脂肪燃燒系統，沒辦法關閉腸道脂肪分解回收系統，無論怎麼節食，也瘦不下來。

無菌老鼠腸道內沒有那種會擅自關掉 *fiaf* 基因的菌，所以即使用高脂飼料也餵不胖，而有菌鼠，特別是胖老鼠，就會有這類會關掉 *fiaf* 基因的搗蛋菌，脂肪利用率自然高，老鼠也就胖起來。

## 肥胖影武者——腸道菌

腸道菌是肥胖背後的影武者。它影響腸道內的脂肪分解回收系統，遙控fiaf基因的ON／OFF，來控制脂肪組織及肝臟的脂肪燃燒系統。明明是肚子餓了，*fiaf*基因卻ON不起來，沒辦法啟動體內的脂肪燃燒系統，沒辦法關閉腸道脂肪分解回收系統，因此無論怎麼節食，也瘦不下來。

大家都知道，談控制體重離不開「飲食、運動、基因」，現在，高登教授的研究告訴我們，腸道菌也許是在幕後掌控大局的影武者。腸道菌影響腸道內的脂肪分解回收系統，腸道菌可以遙控*fiaf*基因的ON／OFF，來控制脂肪組織及肝臟的脂肪燃燒系統。別忘了第三章所講的慢性發炎，肥胖也是一種發炎性疾病，腸道菌是影響發炎的重要因子，環環相扣，如今又扯上了肥胖。

上述那些會關掉*fiaf*基因的菌，會促進脂肪回收的菌，好像變成過街老鼠，千萬不要抹黑了它們，其實撇開減肥不談，這些菌讓老鼠吃得少、活動大、儲存充分能量，腸道菌還真的是大大提升了老鼠的生存競爭力哩！如果沒有腸道菌，包括人類在內的哺乳動物，如何能度過千萬年資源匱乏的歷史？如果沒有腸道菌，地球資源如何能養得起六十億人口？

## 四、脂肪細胞是肥胖源頭

八成以上的人關心肥胖問題，為什麼會胖？遺傳因素很重要。看媽媽的體型，可以知道女兒未來胖或瘦；飲食很重要，大魚大肉當然胖；壓力也很重要！陽明生化所研究生，讀兩年碩士，胖幾公斤，幾乎是宿命——不做運動、不消耗熱量，不胖也難。

為什麼會胖？簡單說就是進的熱量多，出的熱量少。消耗不掉的熱量全部以中性脂肪（三酸甘油脂）型式在脂肪細胞裡形成油滴，把脂肪細胞撐得飽飽的，當然人就胖了。脂肪細胞是肥胖元兇，不認識它們不行。

人體脂肪含量以正常男性而言，約占體重的百分之十五左右，女性可達到百分之二十二左右；男性如果超過百分之二十五，女性超過百分之三十，就叫作肥胖。脂肪都存在脂肪細胞裡，一般人約有三百億個脂肪細胞，肥胖的人可多達兩千到三千億個。在青春期以後，脂肪細胞數目就不再增多，只會變胖。所以，那些脂肪細胞數

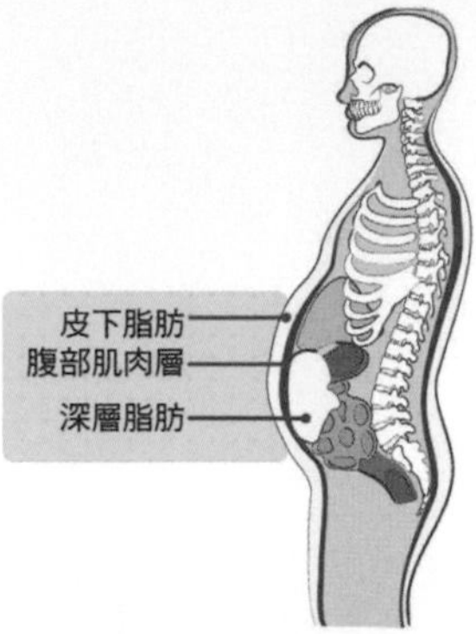


皮下脂肪，腹部肌肉層，深層脂肪

目幾千億以上的人，都是敗在小時候沒有控制體重，長大了就必須加倍努力。

脂肪細胞體積大小或數目多寡，都比不上他們分布在哪裡重要。身體的脂肪可分為皮下脂肪及內臟脂肪兩種，或者叫作淺層脂肪與深層脂肪。皮下脂肪分布男女有別，女性多積聚於小腹、臀部及大腿；而男性則囤積於上腹及腰部。其實除了眼皮以外，全身皮膚下面，或多或少，都有皮下脂肪分布，除了儲存能量外，也有保存熱量及緩衝撞擊的功用。

皮下脂肪看得到、捏得到，可是真正危險的是分布在腹部腸繫膜間的內臟脂肪，是造成代謝症候群的罪魁禍首。量體重或體脂都沒辦法估計內臟脂肪蓄積量，必須透過電腦斷層掃描，才能精確評估。但是可以由腹部腰圍推估，有些人明明體重體脂都不高，偏偏挺著一個大肚子，就是標準的內臟脂肪型肥胖症。

有些書籍或網路訊息說：「內臟脂肪是儲存型脂肪，不容易消除。」其實大謬不然。內臟脂肪反而是活期存款，容易燃燒消耗

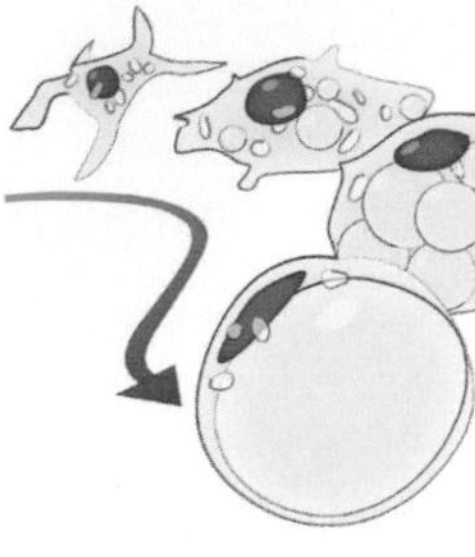

油滴在脂肪細胞內蓄積示意圖

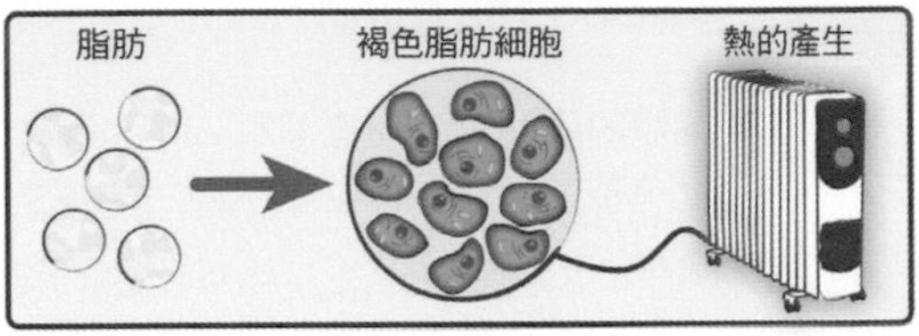


褐色脂肪細胞燃燒脂肪

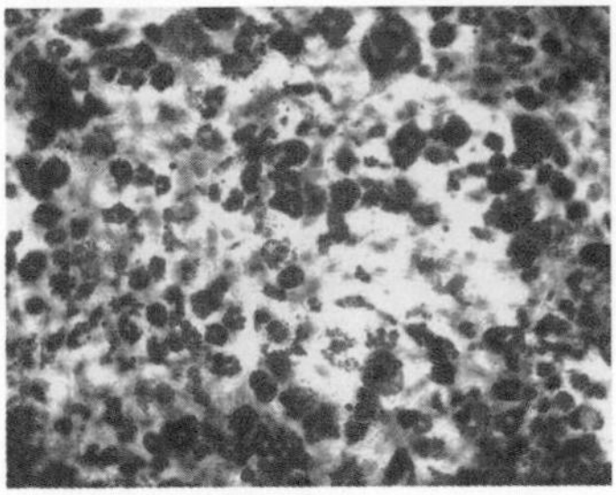

顯微鏡下的脂肪細胞，脂肪油滴染成紅色

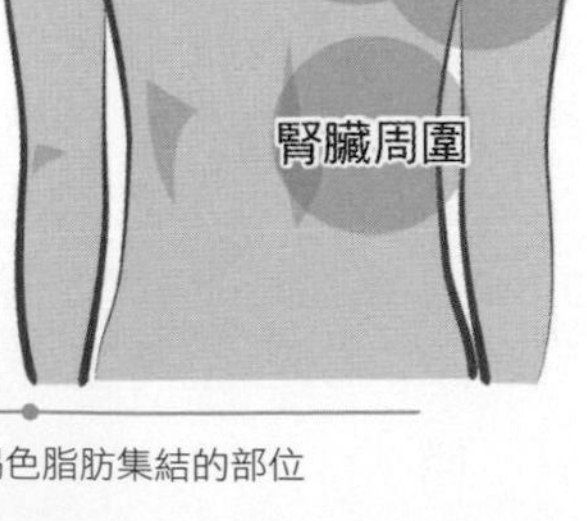

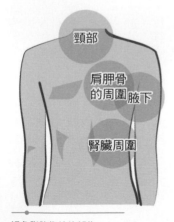


褐色脂肪集結的部位

掉，皮下脂肪才是定期存款。這絕對是利多好消息，內臟脂肪對健康是大威脅，不過只要持續運動，比皮下脂肪更容易燃燒消耗掉。

男性保衛家園，活動量大，所以只要有多餘的熱量，傾向以可快速取用的內臟脂肪型態儲存，所以，男士們比較容易有大肚腩。可是男士們只要下定決心，也比女士們容易減肥，因為內臟脂肪比皮下脂肪容易燃燒掉。

脂肪細胞又可分為白色和褐色兩類。白色脂肪細胞內油滴超大，細胞核和胞器都被油滴壓迫到細胞的邊緣，是一種脂肪貯藏型的細

## 認識脂肪細胞

身體的脂肪可分為皮下脂肪及內臟脂肪兩種。皮下脂肪的分布，男女有別，女性多積聚於小腹、臀部及大腿；而男性則囤積於上腹及腰部。

內臟脂肪像活期存款，容易燃燒消耗掉，皮下脂肪如定期存款，不易消耗。此外，內臟脂肪對健康是大威脅，不過只要持續運動，比皮下脂肪更容易燃燒消耗掉。

脂肪細胞又可分為白色和褐色兩類。褐色脂肪細胞是對抗肥胖的秘密武器。

胞；褐色脂肪細胞內充滿了小型油滴，和許多產生能量的粒線體，而且褐色脂肪細胞周圍佈滿微血管和交感神經末梢，組成了一個完整的產熱系統，在進食或遇寒冷刺激時，褐色脂肪細胞就會燃燒脂肪，大量產熱。

以前認為褐色脂肪細胞只存在於小型哺乳動物和人類嬰兒，大概占嬰兒總體重的百分之五左右，負責產生熱量，維持身體的核心溫度。最近發現成人體內也有少量褐色脂肪細胞存在，分布在肩胛骨間、頸背部、腋窩及腎臟周圍；女性體內平均有二十到三十克的褐色脂肪，是男性的兩倍。別小看這區區幾十克，它們工作起來，每天可以燃燒掉一百卡路里以上的脂肪。

二〇〇九年四月的新英格蘭醫學雜誌刊登了一系列討論褐色脂肪細胞的論文，有的討論能不能抽出少量褐色脂肪細胞，大量培養後，再注射進人體；有的討論能不能促進體內褐色脂肪細胞增殖，或加強它們的燃脂產熱效率。

令人興奮的是，最近更發現白色和褐色脂肪細胞居然會互相轉

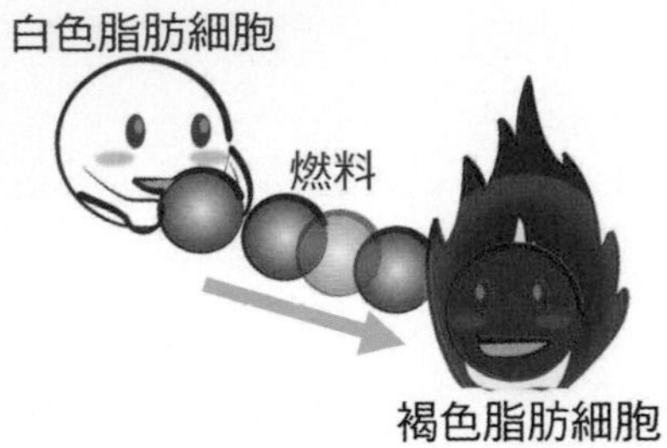


白色脂肪將脂肪交給褐色脂肪燃燒

換，如果能夠有效調控，讓白色細胞一直拋出脂肪給褐色細胞去燒；或者，更釜底抽薪的是讓白色細胞變成褐色細胞，那才真叫豬羊變色。不論如何，這些褐色脂肪細胞的研究，將為人類對抗肥胖帶來更多希望。

我們體內居然內建了一個超級燃脂裝置，電視上那幾位瘦瘦小小的大胃王，一定是體內褐色脂肪細胞超多超強。有人認為用冷水沖上後背及腋下，可以刺激活化脂肪細胞，雖然沒有科學根據，但何妨一試。

## 五、腸道激素V.S.脂肪激素

腸道是消化器官，但也分泌多種腸道激素，參與免疫調控、神經傳導等生理機能：脂肪組織也不僅只是脂肪儲存，同時也分泌幾十種脂肪細胞激素，利用這些激素，與中樞神經系統、免疫系統、肝臟、肌肉，及其他內分泌器官，保持密切聯繫。

脂肪組織與腸道亦敵亦友，雙方所分泌的激素經常相互競爭，所編織成的激素網絡，太過複雜。我只挑了幾種熱門、重要、有趣，而且和代謝症候群，尤其是和肥胖特別相關的激素，拿出來討論。

**脂連素（adiponectin）**：脂肪細胞分泌非常多種細胞激素，有的參與控制代謝，有的參與控制發炎，日本大阪大學的船橋教授在一九九九年所發現的脂連素就是發炎脂肪素的主將。脂連素幾乎與所有代謝症候群有關的參數，包括BMI、腰圍、血壓、空腹血糖、血清胰島素、三酸甘油酯……等等，都有非常密切的關聯。脂連素在血液中濃度甚高，是抗發炎的主力，被形容為血液中的消防

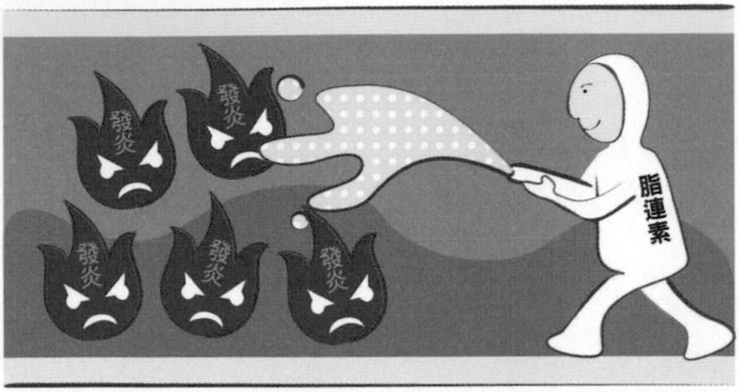


脂連素是血液中的消防隊員

隊。只要發現發炎、血管受損、胰島素抗性，脂連素都身先士卒。也許因為損耗太大，所以，肥胖者、冠心病患者，第二型糖尿病患者的血漿脂連素濃度，遠比一般人低。

**瘦體素**（leptin）：瘦體素是脂肪細胞所分泌的另一顆閃亮明星。不錯，單看它的名稱就知道和體重調節有關。瘦體素是標準的「飽足激素」，它作用在下視丘，抑制食慾、增加能量消耗、降低體脂肪蓄積；簡單說，它的作用就是「抑制食慾，促進新陳代謝」。

瘦體素是標準的三頭六臂，它和胰島素互相做負調控。瘦體素抑制胰島素分泌，而胰島素可刺激瘦體素的釋放。瘦體素也與血壓調控有關，二〇〇八年還發現瘦體素濃度上升與氣喘有關，氣喘病患可以透過減重來維持健康。研究瘦體素的兩位美國學者，寇曼（Coleman）教授和弗里德曼（Friedman）教授，二〇〇九年十月榮獲邵逸夫醫學獎與百萬美元，以表彰他們的傑出成就。這是實至名歸，畢竟瘦體素帶給天下所有胖子無限的希望。

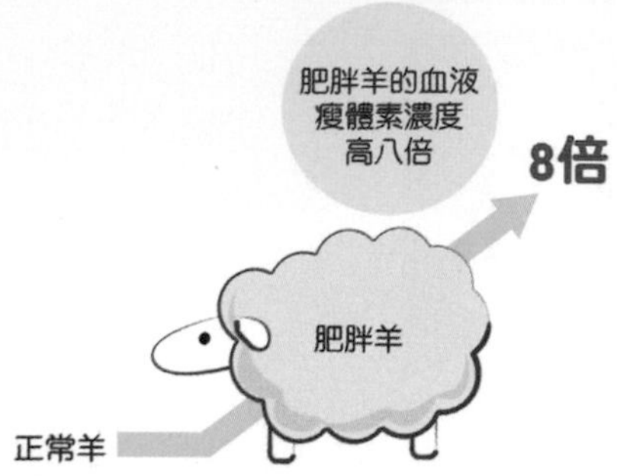


肥胖羊的血液瘦體素濃度高八倍

**飢餓素**（ghrelin）：和飽足激素瘦體素相抗衡的是由胃所分泌的飢餓素，它讓我們感到飢餓，想大吃一頓。飢餓素會對下視丘作用，釋放出生長激素，刺激進食，也會對脂肪細胞作用，增加脂肪貯存，甚至對中樞神經作用，刺激腸胃蠕動和胃排空。空腹時，飢餓素濃度增加，進食後一小時掉到最低。有趣的是，肥胖的人，飢餓素反而濃度較低，因為他們對飢餓素沒感覺了，他們的吃與喝已經不受飢餓素調控。

飢餓素能夠改變大腦神經細胞網絡，增進學習記憶，所以，讀書時最好讓肚子空一點，因為飢餓素濃度高。當您睡得好、睡得久，飢餓素濃度會降低，降低您的食慾，也就比較不容易胖。中研院翁啟惠院長曾經服務過好多年的加州斯克利普斯研究所（Scripps），最近研發抗肥胖疫苗，可以阻止飢餓素接近我們的大腦，讓大腦不會感到飢餓。

**飽足激素**（PYY）：腸道製造各式各樣的腸道激素參與食慾的調控，其中，PYY是最受注目的飽足激素，它和上述的瘦體素一

| 表4-2各激素分泌器官與功能 | | |
|---|---|---|
| 激素 | 分泌器官 | 功能 |
| 脂連素 | 脂肪細胞 | 控制發炎、控制代謝 |
| 瘦體素 | 脂肪細胞 | 抑制食慾、增加能量消耗 |
| 飢餓素 | 胃 | 刺激食慾、增加脂肪儲存 |
| PYY | 腸道 | 抑制食慾、減緩消化作用 |
| CCK | 腸道 | 抑制食慾、加速脂肪吸收 |

樣會抑制大腦食慾，許多肥胖者對瘦體素產生抗性，可是，ＰＹＹ卻是不論胖瘦，一律有效。ＰＹＹ由迴腸及大腸分泌，當食糜進入小腸時，ＰＹＹ就開始大量分泌。ＰＹＹ被稱做「迴腸剎車」，它會在吃飯吃得差不多時，踩剎車，減緩胃及腸道蠕動，減緩消化液分泌。

**縮膽囊素（CCK）**：ＣＣＫ是另一種飽足激素。當十二指腸偵測到食糜中有脂肪時，就會分泌ＣＣＫ，一方面告訴胃：「忙不過來了，收縮慢一點！」一方面使膽囊收縮，加速將膽汁排到十二指腸，幫助脂肪的運送和吸收，同時和ＰＹＹ一樣，也會去抑制大腦食慾。

以上我舉了一種發炎激素，一種飢餓激素，三種飽足激素。其實飽足激素不是要我們吃少一點，而是叫我們吃慢一點（剎車作用）。我們腸道的設計就是希望讓食物，特別是很難消化的油脂，能夠在小腸中消化吸收完全，不要流到大腸去，腐敗菌像是資源回收系統，負責分解少量流進大腸的脂肪及蛋白質，資源回收的代價卻是產生一堆腸內毒素，引起許多麻煩。

我想您現在知道食慾及能量代謝控制的複雜性了吧。我們的食慾受到來自腸道、脂肪細胞、胰臟、數十種激素的調控，這些激素量在身體裡的高高低低，控制了我們的飲食行為。

吃不吃，經常是由不得我；飽不飽，也經常不是決定於胃是不是塞滿了，而是決定於血液中，飽足激素與飢餓激素的抗衡，以及決定於大腦、腸胃、肝臟、肌肉……等器官對這些激素的敏感度。

這些激素當然受到遺傳基因，以及工作壓力、生活作息、飲食習慣……等環境因子的影響，可是我提醒您，別忘了高登教授的胖老鼠研究，別忘了腸道和脂肪細胞都受到腸道菌的調控。

腸道裡面和我們互利共生的百兆腸道菌，會先替我們承受外來環境急遽變化的壓力，一旦承受不了時，腸道好菌的掌控力就會開始衰退，壞菌逐漸抬頭，腸道毒素就開始蓄積，腸道防護力下降，壞菌、毒素大舉入侵血液，引發代謝內毒血症，然後就演變成全身慢性發炎。

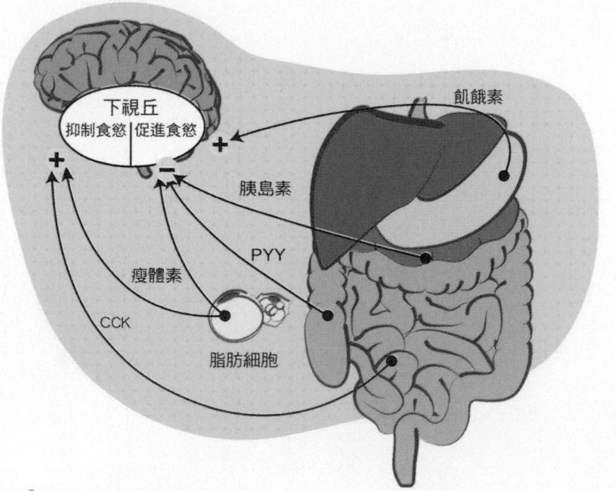


各種激素對食慾的調控

## 腸道與脂肪激素影響我們的飲食行為

腸道分泌多種腸道激素，參與免疫調控、神經傳導……等生理機能：脂肪組織同樣也分泌幾十種脂肪細胞激素，與中樞神經系統、免疫系統，肝臟、肌肉及其他內分泌器官，保持密切聯繫。
而人類食慾受到來自腸道、脂肪細胞、胰臟、數十種激素的調控，這些激素量在身體裡的高高低低，控制了我們的飲食行為。

這場戰爭中最慘烈的算是脂肪細胞了。平常它們和巨噬細胞合作無間，共同維持免疫及代謝的恆定性，一旦身體陷入發炎/肥胖惡性循環時，巨噬細胞竟然翻身變成發炎性巨噬細胞，數目對數增加，層層撲擊脂肪細胞，脂肪細胞被塞進太多的脂肪，不少脂肪細胞招架不住，釋放出更大量的發炎激素，甚至自殺身亡。

我們可以理解為什麼國際糖尿病學會以肥胖為判定代謝症候群之必要條件。肥胖是標準的發炎疾病，肥胖是由腸道菌、脂肪細胞、腸道及脂肪激素，胰島素連袂演出的一齣「發炎連續劇」。

## 攸關生死的糖尿病

糖尿病患者體內的葡萄糖天生容易和血管蛋白質結合，造成血管硬化，越細的血管越易受損，尤其是眼睛網膜、腎臟與神經系統；嚴重時，較大的血管也無法倖免，因此，嚴重糖尿病患容易心肌梗塞、腦中風。

當生活太優、飲食太油、運動太少、脂肪細胞養得太胖、血液裡的養分，特別是由脂肪細胞釋放出來的游離脂肪酸太高時，細胞對胰島素的敏感度慢慢就會降低，這就叫做「胰島素阻抗性」，拖久了，就進一步變成第二型糖尿病。

# 六、胰島素阻抗性與肥胖

肥胖和糖尿病都是代謝症候群的核心，在討論代謝症候群判定標準時，曾經有一派建議以「胰島素阻抗性」做為必要條件，後來是肥胖（腰圍及ＢＭＩ）勝出。其實肥胖和糖尿病是互為因果。

為什麼胖了就會容易發生胰島素阻抗性？什麼是胰島素阻抗性呢？

胰島素的工作是幫助葡萄糖進入肌肉、脂肪……等細胞，而胰島素阻抗性就是指細胞不認識胰島素了，不接受胰島素命令將血糖吸入細胞，於是血糖升高，而因為血糖升高，胰臟更加努力製造胰島素，惡性循環的結果，就是糖尿病越來越嚴重。

什麼是糖尿病？「尿裏有葡萄糖」？單就名稱而言，沒錯；「血糖過高」？沒錯，血糖高了，才會跑到尿裏去，大家都是測了血糖，才知道自己患了糖尿病；「口渴，體重降低」？沒錯，這的確是糖尿病的自覺症狀；「眼睛看不見，腳部腐爛」？唉！這已經快到末期了。

基本問題是：為什麼血糖高了會對身體不好呢？葡萄糖不是身體必要的一種營養素嗎？

血糖高當然是問題，身體各個細胞沒辦法由血液汲取葡萄糖，聽任葡萄糖一直由尿中流失。當血糖值高於一百七十至一百八十毫克／公合時，葡萄糖就會跑到尿裏，使排尿量增加，所以，口渴、頻尿是糖尿病的初期自覺症狀，養分的流失讓病人體重降低。

還不只如此，葡萄糖天生容易和蛋白質結合，所以，會去和血管蛋白質結合，讓血管硬化，越細的血管越容易受損，因為眼睛網膜、腎臟、神經系統特別多微血管，所以，糖尿病嚴重時，視力與腎功能受損，腳部也因為神經麻痺，傷口不容易好。更嚴重時，甚至較大的血管也無法倖免，所以，嚴重糖尿病患容易心肌梗塞、腦中風。血糖高確實是攸關生死，影響生命品質的大問題。

接著，有人不禁要問，為什麼細胞吸收葡萄糖的速度會變慢呢？這和細胞對胰島素的敏感度有關。胰島素是胰臟分泌的一種荷爾蒙，可刺激細胞吸收，利用及儲存葡萄糖、脂肪酸……等養分。當生活太優、飲食太油、運動消耗太少、脂肪細胞養得太胖、血液裏的養分，特別是由脂肪細胞釋放出來的游離脂肪酸總是太高時，細胞對胰島素的敏感度慢慢就會降低，這就叫做「胰島素阻抗性」，拖久了，就進一步變成第二型糖尿病。

胰島素阻抗性影響層面極廣，高血壓或者冠狀動脈心臟病患者，也有胰島素阻抗的問題。史丹佛大學的雷文（Reaven）教授因此認為胰島素阻抗是許多慢性疾病的根本原因。當然也有人認為肥胖才是萬惡之首，胰島素「阻抗」只是身體對肥胖的自然調節反應。

其實我完全同意，胰島素阻抗很重要，它和肥胖都值得被列為代謝症候群的必要條件。但是，腰圍、體重天天可以自己量，肥胖也是人人在意，而胰島素阻抗卻要到醫院做深入一點的體檢才測得出來，即使測出來，也只是體檢結果表上的一個數字。胰島素阻抗很重要，可是宣導肥胖，更能有效的讓人警覺。

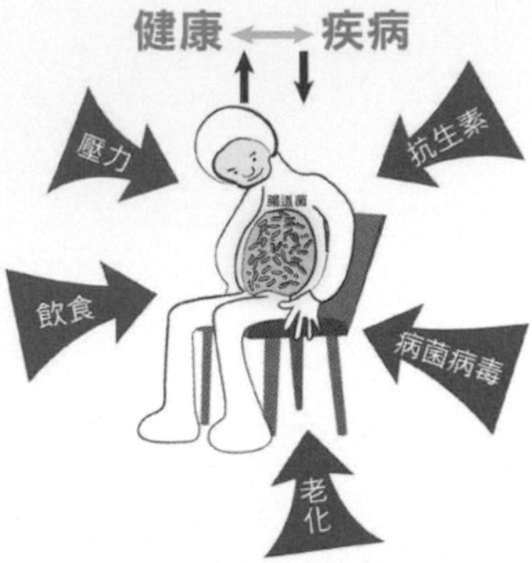


腸道菌是身體內調節洪水的洞庭湖

環境壓力
不良生活習慣
腸道菌相改變
LPS入侵血管
全身慢
性發炎
胰島素阻抗
代謝症候群

腸道菌相與代謝症候群

為什麼肝臟、肌肉……等主要吸收葡萄糖的器官會走向胰島素阻抗呢？肥胖還是公認最主要的原因，脂肪細胞所分泌的激素、代謝油脂所放出來的游離脂肪酸，都是主要的調控者。再往上推就是慢性發炎、腸道毒素，然後，就揪出那幕後操控的腸道菌群。

有些科學家認為除了內臟脂肪、胰島素阻抗外，也應該強調動脈硬化。我都很同意，發炎同樣是動脈硬化的主要成因，腸道菌仍然脫不了關係。也許有科學家不是百分百接受「代謝症候群的腸道起源說」，不過腸道及腸道菌，確實是代謝症候群致病因子的最大公約數。

腸道菌與我們是互利共生關係。以前中國地理有講到：「洞庭湖可調節長江水量」，我們可以把腸道菌想像成是肚子裡的洞庭湖，是身體與外界環境間的緩衝帶，替我們緩衝暴飲暴食、工作壓力……等外界環境對身體的衝擊，維持身體的恆定狀態。只有當洞庭湖承受不了時，長江才會氾濫成災；只有當我們真的亂搞到腸道菌也「緩衝」不了，腸道好菌潰不成軍時，毒素才開始入侵，發炎四處點火，白色脂肪細胞開始蓄積脂肪，然後就是一連串代謝症候群的連鎖反應。

記不記得第二章談的「腸道菌相槓桿論」，當我們容許腸道菌相

## 蔡教授的健康小腸識

分離自植物環境的乳酸菌稱為植物源乳酸菌。它們的特性與一般常用的動物源乳酸菌相當不同，它們擁有較強韌的生命力，吃到肚子裡，對胃酸有較強的抵抗力，能夠活著到達腸道，發揮功效。它們生存在複雜的植物環境，菌體表面進化得更複雜，更多變，對我們研究者而言，更容易開發出生理功效特別突出的有用菌株。我們研究臭豆腐，福菜，小米酒，綠豆篁，愛玉……等的乳酸菌，開發出許多具減敏，消炎，調節免疫，抗感染，降血脂，去膽固醇……等活性的優良菌株。我們東方人數千年來，以植物為主食，具東方特色的植物源乳酸菌，更能適應東方腸道，我期待這些植物源乳酸菌能造福更多消費者。

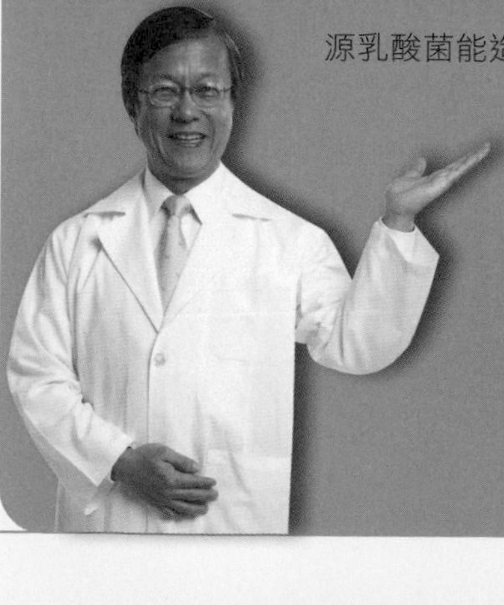

槓桿長期向壞菌傾斜時，誰能阻擋被稱為「死亡四重奏」的肥胖、高血糖、高膽固醇及高血壓，在身體裡面大開演奏會呢？

## 高血糖加速癌細胞增長

瑞典于默奧大學（Umea）研究團隊分析二十七萬五千名受測者的血糖濃度，發現高血糖男性罹患肝癌、膽囊癌、甲狀腺癌、多發性骨髓瘤和直腸癌的風險顯著升高；與高血糖女性關係最密切的癌症則為胰臟癌、膀胱癌、子宮頸癌和胃癌。雖然無法證實血糖本身會導致癌症，但可以肯定的是，高血糖會加速癌細胞的增長，尤其那些成長、增生皆快的癌細胞。這項研究發表在二〇一〇年的PLoS國際期刊。

Chapter 5

# 不再沉默的腸道

一、腸癌是世紀癌症

二、新世紀文明病——腸道發炎

三、惱人的功能性腸胃疾病

四、便祕是腸道殺手

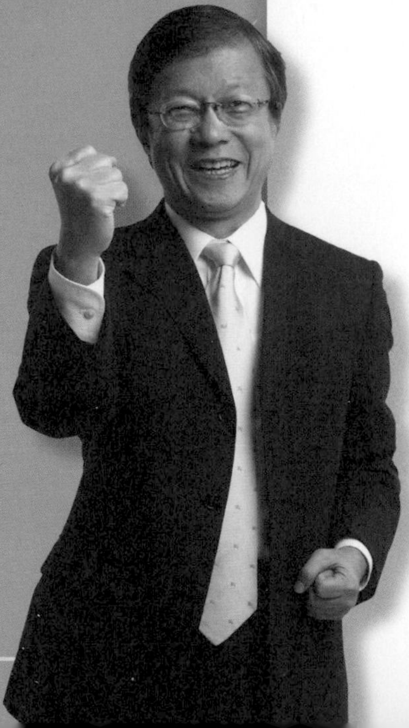

# 「腸癌是安靜的奪命殺手」

我們的腸道向來任勞任怨，很少出錯、很少抱怨。

但是，許多醫療統計數據卻顯示，近幾年情況不太一樣了，腸道似乎不再沉默了。連一般民眾都可以感受到，腸道疾病真的是越來越嚴重。

二十一世紀為什麼是腸道的時代，就是因為人們生活型態改變，使得腸道機能衰退，腸道菌相紊亂，腸道內毒素循環全身，引發全身性慢性發炎，才會直接導致代謝症候群的氾濫成災。

第四章我們談的是代謝症候群與腸道及腸道菌的關係，尤其是討論腸道菌如何影響肥胖、內臟脂肪及胰島素阻抗。

了解了基本機制後，在這一章，我要將焦點轉移，來談實際困擾我們的常見腸道疾病：有讓我們神經緊繃的腸癌、新興文明病的腸道發炎與功能性腸胃疾病，當然也要談許多人關心的便祕問題。

# 一、腸癌是世紀癌症

人人聞癌而色變，最能見證腸道問題嚴重的就是腸癌發生率的節節升高，根據二〇〇九年三月衛生署國民健康局發表的統計，腸癌發生率過去十年上升了十倍，如今已經超過肺癌，高居國人癌症發生率的第一位了。

二〇〇六年，我們在台北國聯飯店舉辦記者會，宣導腸道健康。金鐘歌王楊烈剛剛做完第二次腸癌手術，我們到醫院請他現身說法，並拍成影片播放。楊烈形容他連續幾個月，天天拉肚子、糞便帶血、容易疲累、下腹部疼痛，到醫院檢查，果然是腸癌。

楊烈先生是非常幸運的例子。腸癌常被稱為「安靜的奪命殺手」，它在早期沒有明顯症狀，發現時，經常已經是末期，已經穿腸轉移，回天乏術，平均治癒率低於百分之十。

事實上，很多腸癌是由大腸息肉，經過長達五到十年的時間，慢慢癌化而形成，多數是屬於「高分化性腺癌」，不但生長慢，而且不容易轉移，其實是很容易防治的癌症。

為什麼會罹患腸癌？腸癌的危險因素有哪些？〈表5－1〉是非常有效的腸癌危險度自我測驗表。

有百分之二十的腸癌病患，他們本身有兩位以上的近親也是腸癌病患。所以，第一題首先提醒您要注意自己的家族病史，醫生通常會建議腸癌患者的親人，儘早去做腸道檢查；第二到七題是可能的腸癌症狀，如果您勾了兩題以上，也請立刻去檢查；第八至十題，則是與飲食習慣有關，提醒您，少吃肉食，多吃高纖與乳酸菌食品，保持腸道健康。

最後是年齡，超過百分之八十的腸癌患者年齡在四十五歲以上，所以如果您是四十五歲以上，您必須加倍警惕。衛生署建議五十歲以上，每年要去做糞便潛血檢查。我強烈的告訴您，生命是自己的，即使〈表5－1〉的測驗，一到十題都沒勾，只要滿四十五歲，就請乖乖的去做糞便潛血檢查；五十歲了，就請去做大腸鏡檢查。

個人病史也非常重要，如果您曾經患有潰瘍性大腸炎，或者是曾經罹患卵巢癌、子宮癌或乳癌的女性，絕對是高危險群；糖尿病患者罹患腸癌的

| 表5-1：腸癌危險度自我測驗 | |
|---|---|
| 勾選 | 項目 |
| | 1. 有腸癌、胃癌、乳癌的家族病史 |
| | 2. 便便中沾有血液及黏液 |
| | 3. 便便形狀細長 |
| | 4. 持續便祕，或便祕與腹瀉經常交替 |
| | 5. 腹部常有腫脹感、疼痛感 |
| | 6. 食慾不振，體重減輕 |
| | 7. 最近突然有貧血症狀 |
| | 8. 喜歡肉食、油膩食物 |
| | 9. 很少攝取乳酸菌產品 |
| | 10. 很少攝取高纖維含量食品 |
| | 11. 四十五歲以上 |
| | 12. 個人病史（糖尿病或其他癌症） |

※有勾選第一題者，立刻定期腸道檢查。
※第二到七題，有勾選兩題以上者，立刻到醫院檢查。
※第八到十題，有勾選兩題以上者，要自我警惕。
※有勾選第十一、十二題者，必須加倍警惕。

## 遠離腸癌怎麼做？

腸癌雖被稱為「安靜的奪命殺手」，但早期發現容易防治。腸癌罹患率可從四個指標來觀察：有無家族病史；腸胃有無持續不適；飲食有無偏油膩少纖維；年齡有無超過四十五歲。以上四個指標若其中一個有異，建議至醫院作腸癌篩檢。此外，平時多注意身體變化；保持體重，多做運動；飲食謹記「三低一高」原則；保持規律排便習慣，都是遠離腸癌的不二法門。

機率也提高百分之三十到四十；當然，腸癌病人更要預防復發。

要如何預防腸癌呢？下列幾點，只要您立定心志，徹底遵行，不管您的腸癌危險度多高，都能幫助您遠離腸癌。

**一、定期做腸癌篩選：**糞便潛血檢查，很簡單，每年都做吧！大腸鏡檢查，較昂貴，請與醫生商量，可以的話，三年做一次。不要怕痛，現在無痛大腸鏡檢查很進步的。

**二、注意身體健康的任何變化：**切勿輕忽，提高警覺，把〈表5－1〉的每一個項目放在心頭。

**三、保持體重，多做運動：**努力維持適當體重，身體質量指數（BMI）每增加五公斤／平方公尺，腸癌的發生率就增加百分之二十五。

**四、飲食低脂高纖，自然均衡：**謹記「三低一高」原則，即多吃「低糖、低鹽、低脂與高纖」食物，不要讓油脂，蛋白質進到大腸，不要讓毒素在腸道產生。

**五、保持規律排便習慣：**絕對不要便祕。

# 二、新世紀文明病——腸道發炎

經常腹痛、腹脹、下痢，甚至便血；經常發燒疲倦，臉色蒼白，體力衰弱，病情反反覆覆，醫也醫不好。

要注意了！您可能得了非常時髦的腸道發炎了。

腸道表面覆蓋著一層黏膜，它的面積是身體表面皮膚面積的好幾十倍。腸道同時也是人體免疫系統最發達的區域，原本就聚集了許多免疫細胞保護腸道，當這個強大免疫軍隊指揮調控系統出了問題時，就造成嚴重的腸道黏膜發炎。

如果用大腸鏡伸進去看時，可以看到到處都是紅腫糜爛的發炎區。醫生會嘆口氣對您說：「您得了潰瘍性大腸炎！很麻煩的！」

不錯！不論是潰瘍性大腸炎，或另一種連小腸都會發炎的克隆氏症，都是一種自體免疫疾病，都很難治療。這類疾病在歐美國家非常普遍，在東方國家卻是到近幾年才急速增加，十足是西方文明產物，一不小心就變成折磨您一生的慢性病。病情好好壞壞，壓力

## 腸道保健無捷徑

腸道發炎與腸癌發病率同步上升。這兩類腸道疾病都和生活習慣、飲食習慣、精神壓力有關，也都和腸道菌相平衡有關。預防、保養沒有終南捷徑，仍須從飲食、運動、生活規律及舒緩壓力著手。

大、工作忙碌，最需要拼勁時，病情反而特別嚴重。

更可怕的是，這種病會大大提高罹患腸癌的機率；所以這幾年，腸癌與腸道發炎疾病發生率的上升曲線幾乎同步。但是，和腸癌常見於五十歲以上的中老年人不同的是，腸道發炎疾病常見於二十到三十歲的年輕人。所以最合理的說法是二、三十歲的年輕人長期腸道發炎，到了四、五十歲自然就容易得到腸癌。有因有果，種瓜得瓜！換一種說法是，二、三十歲的年輕人長期不關愛腸道，忽視腸道健康，到了四、五十歲，癌症、心血管疾病、阿茲海默症，甚至各種精神心理疾病都會接踵而來。

腸道發炎疾病主要有潰瘍性大腸炎及克隆氏症兩種。潰瘍性大腸炎會由直腸開始，慢慢向上侵犯結腸，開始只是黏膜表層發炎，以後逐漸侵犯入整個黏膜層，最後使腸道狹窄、變厚、變硬。好像整層黏膜都結了疤似的。

潰瘍性大腸炎的症狀主要是腹痛、腹瀉，甚至會排出血液及黏液，必須做大腸鏡才能確定診斷。

克隆氏症以往在台灣是絕無僅有，但如今卻有增加趨勢。和潰瘍性大腸炎不同的是，由口腔到肛門，都可能染上這種炎症，但以小腸下半段（迴腸）最多見，同樣會使腸道黏膜嚴重發炎，造成腸道狹窄、硬化等。主要症狀有腹痛、腹瀉、發熱、食慾減退、貧血、消瘦……等，也是必須做大腸鏡才能確定診斷。

為什麼腸道發炎疾病會和腸癌發病率同步節節上升呢？因為這兩類腸道疾病都和生活習慣、飲食習慣、精神壓力有關，也都和腸道裏面百兆微生物的菌相平衡有關。要預防、要保養，沒有終南捷徑，還是必須從飲食、運動、生活規律及舒緩壓力著手，乖乖的作好腸道保健。

# 三、惱人的功能性腸胃疾病

有很多人想要享受美食，卻總是覺得腹脹；想躺下來休息，反而覺得胸口鬱悶；水果、蔬菜、纖維片拼命吃，還是飽受便祕之苦；壓力一來，肚子就絞痛，忙著跑廁所。以為是潰瘍或是幽門桿菌作怪，甚至擔心是癌症。找醫生、作檢查，拿藥、吃藥，還是反反覆覆，無法根治。

這些症狀最簡單明瞭的說法是「腸胃失調」；較醫學的說法是「功能性腸胃疾病」。為了讓大家在討論時，說法一致，定義一致，世界消化系醫學會在一九八八年羅馬大會上，將「功能性腸胃疾病」正式定義為「一群慢性、反覆發作，卻無法以解剖學的病變和生化學的異常來解釋的腸胃病症」。

慢性、反覆、找不到病變、沒有異常，都是形容「功能性」疾病常用的詞句。功能性腸胃疾病在台灣地區相當常見，其盛行率在健康的成年人中約有百分之十到二十，佔胃腸科門診病患的百分之

## 惱人的功能性腸胃病

功能性腸胃疾病是一種慢性、反覆發作，卻無法以解剖學的病變和生化學的異常來解釋的腸胃病症。在台灣地區相當常見，其盛行率在健康的成年人中約有百分之十到二十，佔胃腸科門診約百分之三十到四十。近年來，國際消化醫學界漸漸認為「內臟過度敏感」可能是造成功能性胃腸道疾病的主要機轉之一。

三十到四十。雖然不會引發癌症等嚴重後果，但耗費醫療資源，而且大大影響個人生活及睡眠品質。

功能性腸胃疾病患者往往做了各式各樣的檢查，例如胃鏡、超音波、大腸鏡、甚至電腦斷層檢查，仍然找不出原因。近幾年來，國際消化醫學界漸漸認為，「內臟過度敏感」可能是造成功能性胃腸道疾病的主要機轉之一。

陽明大學腦科學研究所的盧俊良教授利用功能性磁振造影等方法，研究功能性胃腸道疾病的致病機轉，有不少精彩的創見。例如他的研究發現，生殖激素扮演重要角色，似乎可以解釋為什麼功能性腸胃疾病以女性較多；而如果單就大腸激躁症而論，女性患者以便祕為主，男性以腹瀉為主。

常見的功能性腸胃疾病包括發生在食道的「胃食道逆流」；發生在胃的「功能性消化不良」及發生在大腸的「大腸激躁症」。

**胃食道逆流**：簡單說就是胃中的消化液，逆流到食道中。盛行率約在百分之二十五到三十五，較二十年前增加五倍之多。典型的症狀包括嘔酸水、上腹脹、打嗝，另外還常併發咽喉痛、聲音沙啞、呼吸困難、以及胸悶……等現象。真的不能小看胃食道逆流，胃酸長期侵犯食道會引起粘膜發炎，最後極可能演變成食道癌。

**功能性消化不良**：主要症狀是上腹部不舒服、發脹，甚至有噁心、嘔吐……等感覺。其盛行率約在百分之十到二十左右。致病機轉還不清楚，有人認為可能是胃蠕動異常，胃部食物排空的速度過慢；有人認為可能是胃腸道對痛覺比較敏感；精神壓力大當然也有關係。

**大腸激躁症**：簡單說就是腸道的肌肉與神經過度敏感，一受到刺激就反應過度，經常會因情緒壓力或是用餐後，產生排便急迫感或腹絞痛。盛行率約在百分之九至二十，女性的發生率是男性的兩倍，好發於三十至五十歲之間。真正致病原因仍不清楚，可能因素包括食物過敏、大腸蠕動異常、大腸過度敏感、心理因素、腸道感染發炎……等。

大腸激躁症不會要人命，但卻要防範因為這個病而疏忽了其他致命的疾病，還要預防得了腸躁症憂鬱。美國波士頓大學研究近十萬名腸躁症病人，發現其中有四萬人後來得了憂鬱症。推測是因為腸躁症病人無法正常消化食物，會使血液內血清素濃度降低，容易導致情緒低落，憂鬱自然就找上門了。

功能性腸胃疾病的藥物治療效果，確實無法令人滿意，但是仍然必須積極就醫，而且要信任醫生，與醫生充分配合。醫生也要使病患瞭解自己所患疾病，並非惡性疾病，建立面對疾病的信心，定時回診追蹤，以保持最佳生活品質。

功能性腸胃疾病經常被歸咎於不良的生活飲食習慣、肥胖，以及壓力。所以，改變生活飲食型態是最基本有效的改善方法，包括：三餐定時定量、吃七分飽、飯後不要平躺、不要吃宵夜、避免暴飲暴食、少吃油膩及刺激性食物、戒菸、戒酒，以及多留意吃了哪些食物會不舒服。

其實我認為釜底抽薪的高招還是減重，還有天天運動，並注意保持愉快的心情。如果您還想知道更快的治標方法，那麼在您脹氣不舒服時，試著用熱毛巾溫敷在腹部及肚臍周圍，對於緩解症狀會有幫助。

# 醫師也攪不清的功能性腸胃疾病

前台中榮總胃腸科陳俊鏗主任是榮獲美國內視鏡醫學會榮譽會員獎章的第一位華人。在網路上讀到他一篇形容大腸激躁症的文章，覺得很有趣，摘出來與大家分享：

有些患者，大便一天兩到三次，軟軟的，細細條，兩頭尖尖，頂像夜市賣的甜不辣；解便前肚子痛得不得了，解便之後，有的患者仍在痛，有的嘛！不再痛了，有時候肚子頂痛，坐到馬桶上去卻又便不出來，放兩個屁，好像好了一點，站了起來又想再坐回去。怕腸子裡出了什麼大毛病，上醫院裡去找個醫生去瞧瞧，折騰個半天，又檢大便又檢血，大腸鏡檢，半點兒毛病都沒有，吃吃藥，好像好一點，忘記吃藥，不到兩天又再發，過兩天莫名奇妙的不藥而癒，雖然醫師們一再保證安啦！心裡總是怪怪的，吃了藥，好是好了一點，停藥就像停了嗎啡一樣再發，再發又再肚子痛、拉肚子。

一句話——就像是藥罐子，離不了醫院，也離不了醫生。問醫生那是什麼病，醫師說那是大腸急躁病，怎樣得病的，連醫師也攪不清楚。

# 四、便祕是腸道殺手

根據我們在台北市所做的調查，女性粉領族有超過四成有便祕問題；台北市的小學生也有百分之三十九是三天才上一次大號，其中有百分之五甚至是七天才上一次的嚴重便祕。

便祕是許多女性朋友說不出口的痛，特別是要兼顧工作與家庭的上班女性，知道便祕有害健康，也很不舒服，但是就是被便祕如影隨形的糾纏。

便祕對我們的健康而言，是因，也是果。將便便長時間儲存在大腸裏，這件事情本身就會危害健康，所以便祕是「因」；很多疾病會影響大腸的排便機制，而造成便祕，所以，便祕也是「果」。

## 了解排便機制

「便祕一定能解決！」

您必須充分瞭解身體究竟是如何控制排便，才能信心滿滿的做出這樣子的宣言！

排便並不簡單，它是大腦與腹腦間完美的兩人三腳；它是肌肉群與神經群共同演出，精確且優美的芭蕾舞劇。

每次的進食，大約在十八到二十四小時後，食物殘渣才轉成便便的形式，送入結腸，時間長短視食物內容而定，油脂慢些，澱粉最快。便便會先暫存在結腸最下端的乙狀結腸。

等到下一波食物進到胃部時，就會引起「胃—結腸反射」，將儲存於乙狀結腸的便便，推入直腸，進而引起「直腸—結腸反射」，結腸全面蠕動，加速便便的推送。當直腸中的便便堆積到兩、三百公克，直腸感到有「便便壓力」時，就經由脊髓的排便中樞，向大腦發送「便意」。

大腦接著指示排便中樞，啟動排便行為，肛門括約肌放鬆，腹肌收縮，便便欣然排出。如果大腦決定忽視便意，指示肛門括約肌收縮，制止已經到達直腸的便便排出，慢慢的，排便反射會平息，便便又被推回乙狀結腸，便意就會消失。

控制便便排出的機制非常巧妙，控制便便不被隨便排出的機制，更是精準無比。

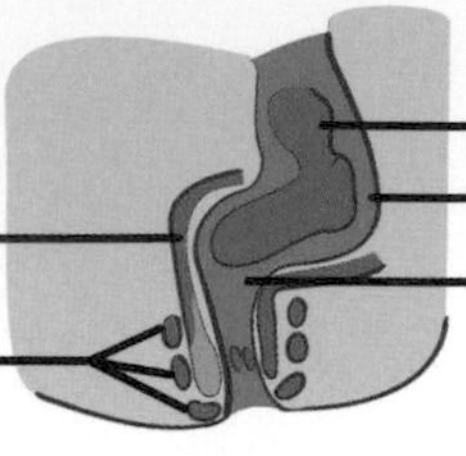


肛門刮約肌

首先，在沒有便意時，必須強迫便便留在結腸，不能讓便便一路順暢推向直腸，這會讓直腸反射混亂，讓控制排便的肌肉群彈性疲倦。所以，乙狀結腸和直腸，以及直腸與肛門相接處，都有直角轉彎的控制閥結構，不讓便便輕易通過。

直腸也要充分配合，當便便蜂湧而至時，直腸肌肉會鬆弛，讓內部壓力下降，通常直腸在便便達到兩、三百毫升時，就已經開始向大腦發出排便請求；如果大腦的排便指令遲遲不來，直腸容忍到四、五百毫升時就會反向操作，將便便推回結腸，讓便意消退。

肛門的肌肉群與神經群的協調更是精密，肛門內括約肌是不隨意肌，是鎖住肛門的主要力量。它平常也有周期性放鬆，讓直腸內容物去接觸肛門黏膜，去看看內容物的成份，然後判斷究竟是要放屁還是排便，或者是再忍耐一下。此現象稱為「取樣反射」。

恥骨直腸肌及肛門外括約肌都是隨意肌，可隨意控制。恥骨直腸肌構造就像一條吊帶，把直腸吊起來，構成一個直角轉彎，讓便便不會流出。坐到馬桶上時，就會放鬆，讓肛門直腸角度變直，便

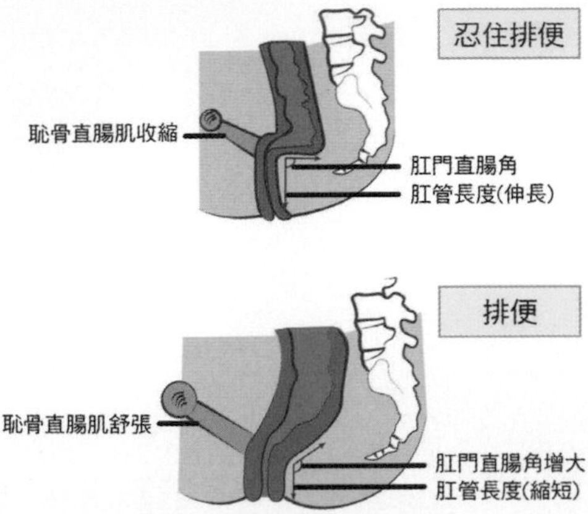


排便的控制

便順利放行，在時機不對時，也可以將直腸用力吊住，不准便便排出。外括約肌則是圈在肛門口的環狀肌肉，平時幫助內括約肌維持肛門壓力，必須忍住時，就協助直腸肌，維持肛門的控制力。

排便是許多肌肉群與神經群的協調結果，任何一個環節失控，不是讓您便祕，就是讓您便便失禁。我其實是帶著感恩的心，來講解排便這回事。我希望您認知到能夠天天排便，確實是上天恩賜的莫大恩典！

由整個排便控制機制看來，有個明顯而強烈的胃—結腸反射相當重要，所以早上起床，胃部空空的時候，吃進豐盛的早餐，最能夠觸發胃—結腸反射，將花一個晚上，製造積存在乙狀結腸的便便，紮紮實實的排出，這是防止便祕的最佳竅門。

為什麼我會不斷的說：「便祕一定能解決」，這是因為我們身體的排便機制設計實在周全，只要我們不去干擾腸道系統，讓它們可以自然工作；基本上，排便機制不容易出錯，所以，本書所提倡的便祕解決方案都非常簡單易行，都是教您如何讓腸道可以自然工作，不受干擾而已。

## 了解自己的便祕類型

有些人會去看中醫，治療便祕，其實這也是不錯的選擇。中醫認為便祕與其他臟腑脫不了關係。所以，消化不好要問脾；壓力導致便祕要問肝；老化虛弱型的便祕要問腎；大腸機能衰退型的便祕則要問肺。

中醫依人的體質將便祕大致分為「實祕」及「虛祕」。像「脾胃實熱型」是「實祕」，燥熱、口乾、口臭，便便硬且粗大，很難解出。「肝脾氣滯型」也是「實祕」，經常腹痛、腹脹、打嗝，便便解不乾淨，裏急後重，是屬於緊張壓力型的便祕，最需要的就是舒解壓力了。

「脾肺氣虛型」是「虛祕」，身體虛弱、脾肺機能衰退，經常沒什麼便意，食慾差、多汗、疲倦、排便無力。老年人特別常見的是「脾腎陽虛型」便祕，手腳及下半身畏寒，便便又軟又細，瀉藥依賴性強。虛祕的人最需要運動了，散散步、多做可以加強腹肌的腸道健康操，吃吃有「升提作用」的補藥也有幫助。

西方醫學對便祕的分型，不像東方醫學般考慮到體質寒熱虛實。我也很欣賞這種便祕分型，因為可以很清楚的提示如何由生活飲食來改善便祕。

因為腸道實質病變所引起的器質型便祕大概只佔一成左右。如果突然間嚴重便祕，而且伴隨腹痛、發燒、嘔吐，便便帶血、帶有黏液，再加上如果又發現體重下降、體力衰退，請您馬上就醫，絕對不能拖延。

因為生活、飲食、工作壓力、藥物……等使大腸機能降低所導致的便祕，稱為功能性便祕，主要又可以分成三型：

一、**弛緩型便祕**：這型便祕會感到腹脹、便便排不乾淨、食慾降低……等症狀。常見於高齡者，經常節食減重、體力虛弱者、胃腸下垂者以及產後腹筋無力的女性……等。改善弛緩型便祕的重點，就是多運動、多走路、多喝水、多吃乳酸菌、多攝取可刺激腸道蠕動的非水溶性纖維，多做腹部按摩。

二、**直腸型便祕**：這種便祕是長期忽視便意的後果，排便反射退化了，明明便便已經送入直腸了，卻不會引起便意。另外，經常服用瀉藥，經常灌腸，也會使直腸神經遲鈍。要改善直腸型便祕，就得慢慢讓直腸反射恢復敏銳，排定固定的便便時間，不管有沒有便意，都去坐坐，不要看報紙，做做腹部穴道按摩，把意志力投射到直腸，專心排便。此外，每天都別忘記攝取乳酸菌及纖維。

**三、痙攣型便祕**：心裡壓力太大、腹腦系統失控、大腸局部痙攣，也會造成便祕。這種便祕的特徵是用餐後，經常肚子痛、經常排出一顆顆硬硬的兔子便。這種人要懂得調整生活步調、多休閒、多運動、多攝取乳酸菌及水溶性纖維、少吃會刺激腸道的非水溶性纖維。

便祕類型評估表很簡單實用，自己評估看看，請記住，有很多人是同時具不同類型便祕特徵的。沒關係，重點在於鼓勵您去分析自己的便祕，然後下定決心改變自己的生活及飲食。如果您在器質型便祕勾了兩項以上，我勸您馬上去就醫。

## 如何觀察便便

二〇〇九年整個夏天，我都在大陸推動「關愛腸道運動」，和大陸搜狐網合作徵集便便相片，同時填寫我為網民設計的十二題腸道健康問卷。

表5-2．勾選式便祕類型評估法

| I. 器質型便祕 | II. 弛緩型便祕 |
| --- | --- |
| □ 1. 便祕突然惡化<br>□ 2. 有發熱、嘔吐的徵狀<br>□ 3. 用餐後會激烈腹痛<br>□ 4. 便便混雜血液或黏液<br>□ 5. 便便顏色很奇怪(黑、白、灰、綠、紅……等)<br>□ 6. 體重明顯降低 | □ 1. 總是有殘便感<br>□ 2. 身體虛弱、體力差<br>□ 3. 幾乎不做運動、很少走路<br>□ 4. 經常節食減重<br>□ 5. 很少喝水<br>□ 6. 很少吃蔬菜水果 |
| **III. 直腸型便祕** | **IV. 痙攣型便祕** |
| □ 1. 經常感到腹痛<br>□ 2. 便便很硬、很不容易解出來<br>□ 3. 總是有殘便感<br>□ 4. 經常必須忍住便意<br>□ 5. 幾乎不吃早餐<br>□ 6. 經常使用藥物或瀉藥 | □ 1. 工作壓力很大<br>□ 2. 生活不規律、非常忙碌<br>□ 3. 便便總是又硬又短，像兔子糞<br>□ 4. 總是睡眠不足<br>□ 5. 有時候便祕，有時候反而下痢<br>□ 6. 經常腹部發脹 |

收到幾十萬張相片及問卷，工作人員幫我選了約一百份，讓我一一評論。坦白說，看了一百份大便照片後很噁，但我盡我所能。例如：「您的便便很可愛，可是量太少」、「恭喜您，很難得看到如此健康的便便」，「色澤、形狀，無一可取，很多黏液，您最好趕快去看醫生」。我給評論，給建議，放在網上，頗受好評。

其實由一張不清不楚的便便相片和十二題問題，還真難講評。不過我們的目的就是要大家知道觀察便便很重要，便便傳遞許多健康訊息。我們不是醫護專家，無法觀察入微，不過至少能知道什麼時候應該注意自己調整，什麼時候應該去看醫生。

觀察便便要觀察以下要點：

一、**顏色**：理想的顏色是像嬰兒便便般的黃金色、黃褐色，飲食健康均衡，顏色自然漂亮，肉類吃多了，顏色就偏深。其他顏色都有問題，必須去看醫生。

紅色便便，如果是水便的話，懷疑是食物中毒或潰瘍性大腸炎，如果是軟便或普通便的話，要注意腸癌。

黑色便便是上消化道出血，原因可能是潰瘍，甚至癌變！

白色便便可能是因為膽結石、膽道阻塞之故，致使膽汁分泌不足，脂肪不能消化。

綠色便便不常見，先看是不是食物著色，如果又有下痢的話，可能是急性腸炎或食物中毒，必須立刻去醫院。

鮮紅色便便常見於下消化道出血，血絲附於便便外面，可能是痔瘡，若混在便便裏面，要注意可能是息肉，但也有可能是腸癌；如果同時又有多量的黏液、膿液，請您立刻去看醫生，一刻也不得拖延。

**二、形狀**：理想的便便形狀像是香蕉，軟硬度也近似於成熟的香蕉。

泥狀、水狀的便便，水分含量百分之九十以上，暫時性的話，可能是消化不良、腹部受涼；嚴重下痢的話，極可能是食物中毒，急性腸胃炎；慢性的話，可能是腸躁症。要同時注意顏色，特別是紅色。

霜淇淋狀的便便，水分含量百分之八十，只要顏色及氣味沒有異常，也算健康。

栗子狀的便便，又乾又硬，顏色又深，水分含量百分之六十以下，是

| | | |
|---|---|---|
| 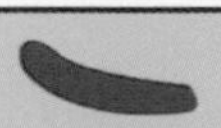 | 香蕉狀 | 理想的便便形狀像香蕉，軟硬度也接近於成熟的香蕉。 |
|  | 霜淇淋狀 | 水分含量百分之八十，只要顏色及氣味沒有異常，也算健康。 |
| 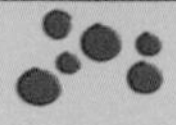 | 栗子狀 | 硬邦邦型，分開的硬塊，像堅果，難以順利排出。 |
| 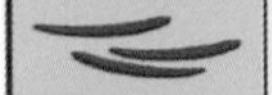 | 老人性細便 | 又細又長又軟，顏色深，味道臭的便便，叫做「老人細便」。 |
| 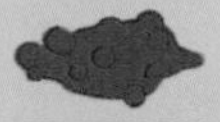 | 泥狀 | 鬆軟且形狀不明顯，泥狀的糞便。 |
| 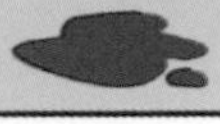 | 水液型 | 完全液狀、水狀，沒有固定形狀。 |

觀察便便的形狀

典型的直腸型便祕，便便在直腸停太久，水分完全被吸收，排不出來，送不回去，甚至會撕裂肛門，弄得血壓升高。

又細又長又軟，顏色深，味道臭的便便，叫做「老人性細便」。常見於腸道機能衰弱的老年人。但是，很多女性朋友，因為經常節食、不吃飯、不運動，同樣也會腸道機能衰退，也會排出「老人性細便」。

**三、密度**：理想的便便最好是半浮半沈，甚至有些「開花」，這表示便便的纖維質含量夠，撲通撲通沈到水底的便便，纖維質太少，是不好的便便。如果含水量超過百分之八十，散在水面的，當然也不好。

**四、氣味**：理想的便便氣味不會太重，臭氣重，表示腸內環境不好，壞菌大量繁殖。

**五、便量**：理想的便便大約在一百到三百克之間，中型的香蕉一條大約一百克。量越多，越健康，男性最好一天要排三百克，女性至少也要有兩百克。

排便習慣及排便感覺也很重要，不論您是兩天才上一次大號，或每天上兩到三次，都是正常。可是如果排便習慣突然改變，經常感到排不乾淨，還想再上，有時便祕、有時瀉肚，就是異常了，就要提高警覺了。

綜合來看，理想的便便顏色應該是淺黃色到褐黃色，形狀和軟硬度都像成熟的香蕉，有點臭味，但還可以接受。分成兩到三條排出，落入坐式馬桶時，像跳水高手般，不會濺起太多水花，滑入水中後，在水裏載浮載沉。排出時，不需要太用力，自自然然，有充份黏液包裹，用衛生紙簡單一擦就乾淨，而且，不會有排不乾淨的殘便感。

需要特別注意的便便徵狀包括：便便帶血、顏色異常、便便太細、便便四周有油或馬桶水面有浮油，還有就是排便習慣突然改變與經常有殘便感。

## 觀察自己的便便

便便傳遞許多健康訊息，觀察便便有以下要點：顏色、形狀、密度、氣味、便量。理想的便便顏色是淺黃色到褐黃色，形狀和軟硬度如成熟香蕉，有點臭味，但可以接受。分成兩到三條排出，落入水中，不會濺起太多水花，在水裡載浮載沉。排出時，不需太用力，有充份黏液包裹，衛生紙簡單一擦就乾淨，不會有殘便感。
需要特別注意的便便徵狀包括：便便帶血、顏色異常、便便太細、便便四周有油或馬桶水面有浮油，還有就是排便習慣突然改變與經常有殘便感。

## 優質便便設計學

我說過我們的排便機制設計非常周全，不容易出錯，可是事實上，卻有許多人為便祕所苦，嚴重的便祕甚至會把人逼到憂鬱症。

幾年前，養樂多公司委託陽明大學研究養樂多的整腸效果。受測者要定期繳交便便，這似乎對很多受測者構成壓力，尤其是經常在校園碰面的人，「蔡老師，當天早上排不出便便怎麼辦？交不出便便怎麼辦？便便太醜、太臭怎麼辦？」雖然我知道介入會影響研究結果，但是還是忍不住偶而給他們建議。除了極少數嚴重到腸道完全罷工的例子，需要較長時間才見效外，我的建議還真是有效。

相信我，要設計製造出優質的便便，真的不難。我推薦的優質便便設計學，只有三招，可是招招是絕招：

一、**提供充分的便便原料**：多攝取高纖食材、五穀雜糧、海帶海藻、菇蕈類、根莖類、蔬果……等，才有足夠的原料，製造優質便便。如果您從來不吃主食，生菜沙拉吃一點、垃圾零食拼命塞，沒有提供足夠的原料，怎麼製造便便？大腸沒事可做，很快機能就會降低，開始罷工。

**二、打造優質的腸道環境**：天天補充足量的乳酸菌。乳酸菌能壓制腸道壞菌，讓腸道保持微酸性；少吃動物性蛋白質，減少腐敗菌的食糧，多吃纖維質，幫助腸道好菌快速增殖，讓便便在一個充滿

## 蔡教授的健康小腸識

被暢銷作家新谷弘實譽為酵素之父的豪爾（Edward Howell）博士，其實並非酵素學家，出生於一八九八年的他，所提出的酵素理論充滿為商業背書的天方夜譚。他的最大貢獻是在一九三二年創立了以生產銷售消化酵素出名的美國消化酵素公司（National Enzyme Company）。現代人因為壓力、忙碌、飲食不規律、疾病……等，消化機能明顯退化，許多研究顯示適當補充消化酵素，尤其是脂肪分解酵素，及蛋白質分解酵素，可以增進生活品質，提升營養狀況。我經常強調要預防代謝症候群就「勿使酒脂入腸」，務必讓脂肪和蛋白質在小腸中消化完全，不要讓它們流入大腸，養肥腐敗菌，產生毒素，引致全身慢性發炎，所以適時適量補充消化酵素，有其必要性。

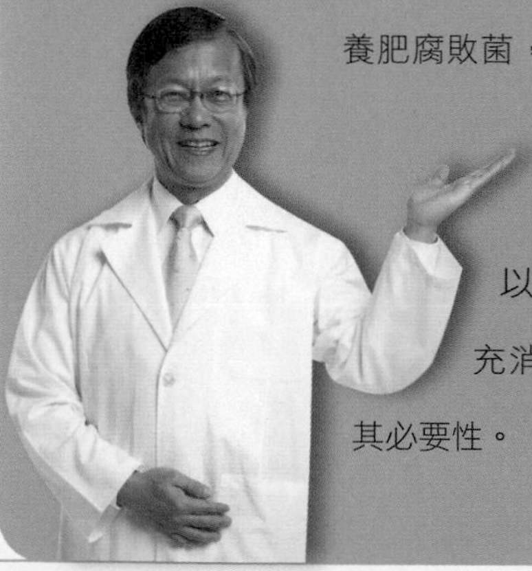

好菌的優質腸道環境中，慢慢成型。

**三、鍛鍊排出便便的力量：**不運動的人，不但肌力衰退、腸道蠕動減弱，連橫結腸都下垂，整個腸道有氣無力，推不動便便。所以，要天天輕鬆排便，需要有強壯的腹肌、腰肌及強勁的腸道蠕動力。

有時候被嚴重便祕的朋友逼急了，我會自毀立場的說：「如果平常真的太忙，早上不能好好上廁所，不能好好注意飲食，那麼，至少試試『週末痛快排便法』吧！」

從星期四晚上就來設計星期六和星期天的便便，從週四晚上刻意增加纖維質攝取量，飯就吃五穀雜糧飯，菜就多吃芹菜、韭菜、菠菜、南瓜、牛蒡、蘿蔔……等。週四、週五各多吃兩條地瓜，早晚再加一瓶養樂多，或乳酸菌補充劑；週六悠哉的起床，吃一頓高纖早餐，做做腸道健康操，就準備痛痛快快的排個「週末好便」吧！

Chapter 6

# 腸道保健基本功

## 該做什麼・該吃什麼

一、哈佛大學的健康飲食金字塔

二、全穀全糧、膳食纖維、健康油脂

三、腸道保健的決勝武器

四、運動——增強肌力、消耗熱量

五、呼吸與按摩：喚醒腸道自癒力

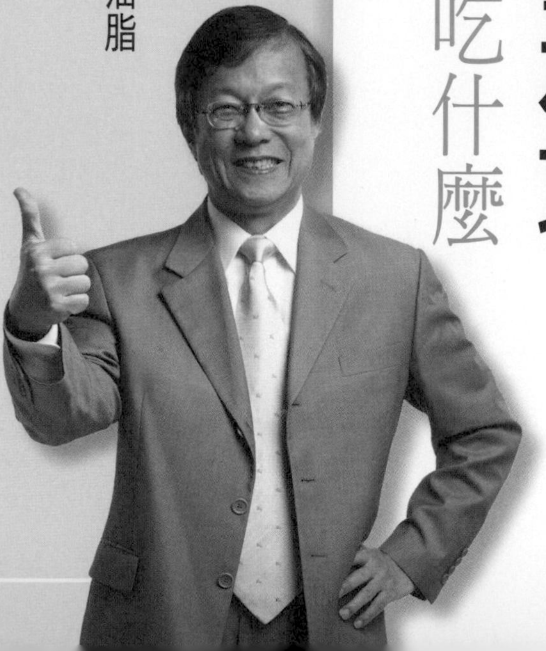

# 健康飲食與運動是基本保健之道

提出問題，就應該討論答案。我想您已經有同感，要想長命百歲，活得健康美麗，就必須往腸道找答案。

現代社會，不缺知識，如何保健腸道，我想原則不難。大家需要的是推一下、拉一把，多一些信念、添一些動力，甚至來個當頭棒喝。

這一章，我將從哈佛大學的「健康飲食金字塔」切入。

這個「哈佛金字塔」充滿理念與超時代的遠見，「跟著植物走」的中心思想，高舉全穀蔬果豆類，恰恰就是腸道保健的核心處方，也許就是我們尋尋覓覓的那個當頭棒喝。

接著我要談一連串的腸道保健基本功夫。在我上一本書中，提出了腸道保健二十四個祕訣，腸道學術研究三年翻好幾番，可是基本功夫就是基本功夫，該做的保健功夫不會改變。

這一章，我聚焦，我增補，和您一起想一想該做什麼、該吃什麼，是不是該「起而行」了。

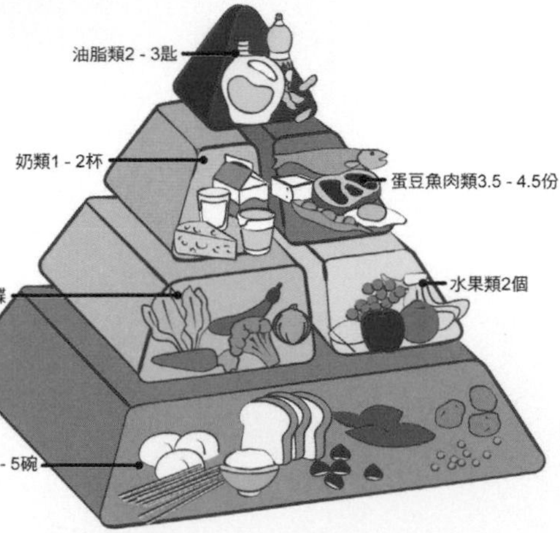


舊的飲食金字塔

# 一、哈佛大學的健康飲食金字塔

## 飲食指南是學術與商業折衝的產物？

目前多數國家使用的飲食指南，都是參考美國農業部於一九九二年所擬定的「飲食金字塔」。這個大家非常熟悉的三角形營養指南，將食物分為六大類，建議每人每天應食用多少份量的各類食物。這個飲食金字塔確實有效宣導飲食多元化的觀念；但是，已經無法正確反映營養科學最新的進展。

不可否認，這個金字塔處處可見美國大企業介入的痕跡——鼓吹以五穀根莖等澱粉類食品為主食，卻忽視大量食用精製澱粉，會促成胰島素阻抗的問題；強調少用油脂，卻忽視好的油脂對健康的重要性；將獸禽魚肉及豆類都歸在一組，卻忽視這些蛋白質來源是完全不同的屬性。

這個飲食金字塔指導美國，以及許多受美國文化影響的國家人民日常飲食行為；十多年下來，反而讓肥胖問題嚴重到猶如瘟疫，我國也無法倖免。但有識者憂心忡忡，早已按耐不住。

哈佛大學營養學院首先發難，在二〇〇二年發表新健康飲食金字塔（Health Eating Pyramid），導入許多最新營養及健康觀念，充滿曠野先知的使命感，激起正反論戰。

接著美國農業部終於在二〇〇五年公佈新飲食金字塔，稱為「MyPyramid」（我的金字塔），設立互動式網站（http：//www.mypyramid.gov/），讓民眾上網，只要輸入年齡、性別、身高、體重，就可算出適合自己的飲食攝取量。

我非常喜歡哈佛大學的健康飲食金字塔，非常符合我心目中的腸道健康飲食概念，所以，我將先評論農業部的「我的金字塔」，然後詳細介紹討論哈佛的健康飲食概念，比較兩個金字塔，可以襯托出哈佛金字塔的可貴之處，希望一新您的觀念，激起您的關心，讓您知道如何吃出健康。

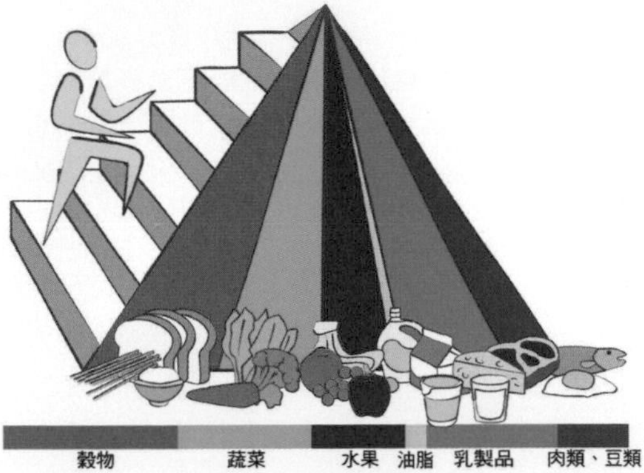


我的金字塔

## 「我的金字塔」仍然是肉食主義

先從比哈佛金字塔晚三年公布的「我的金字塔」談起。

「我的金字塔」導入了哈佛健康飲食金字塔率先提出諸如「規律運動」、「熱量收支平衡」、「重質不重量」、「全穀雜糧」……等，值得喝采的概念。以六種顏色的色帶代表六種食物類別，色帶寬度代表各類食物攝取比例，寬度會隨著個人活動量而改變，最具巧思的是加上爬樓梯的圖像，提醒每天規律運動的重要性。

「我的金字塔」根據每天攝取熱量，從一千卡到三千兩百卡，設計出十二種食物搭配模式，鼓勵消費者評估自己的活動量，選擇最適合的食物搭配模式。用多少，吃多少，這就是「熱量收支平衡」的概念。

「我的金字塔」強調在選擇搭配食物時，必須選擇營養素密度高的食物，讓每一口食物，都達到最大健康效益。這是「重質不重量」的概念。澱粉，就必須是「全穀雜糧」；脂肪，就必須是優質植物油；蔬菜，就選五彩繽紛的；水果，就選高纖、高維生素的。

## 開創飲食新思維的哈佛金字塔

哈佛金字塔有三個基本概念與五大食物原則。三個基本概念為：以植物為主的飲食、規律運動和體重控制以及重質不重量。五大食物原則為：高舉「全穀雜糧」、推崇豆類、大量蔬菜、水果、多吃魚肉、雞肉、蛋等，少吃獸肉、多使用植物油。

「我的金字塔」將牛奶的建議攝取量增加到一天三杯，因為他們認為，除了水果和蔬菜以外，奶製品是鉀的最佳來源。請注意，是為了增加鉀攝取量，不是為了攝取鈣。

「我的金字塔」當然受到許多批評，例如：還是將獸、禽、魚、肉及豆類都混在一起計算，似乎有護航牛肉的嫌疑；每天三杯牛奶熱量高達三百大卡；沒有特別指出應該不要吃或少吃的食物（如全脂奶、精製澱粉、含糖飲料、反式脂肪……等）；居然還建議有一半熱量可以由精製澱粉產品獲取；低收入族群很難利用網站資源，可是，如果不進入網站，根本不知道金字塔在說什麼；更嚴重的指責是「我的金字塔」好像是為食品企業量身打造的行銷工具，而不是消費者的教育工具。

知道嗎？「我的金字塔」公布以後，美國乳品協會馬上順勢啟動五千萬美金的「每天三份乳製品」市場宣傳戰，其他食品企業，當然也開始大打「全穀」戰爭。

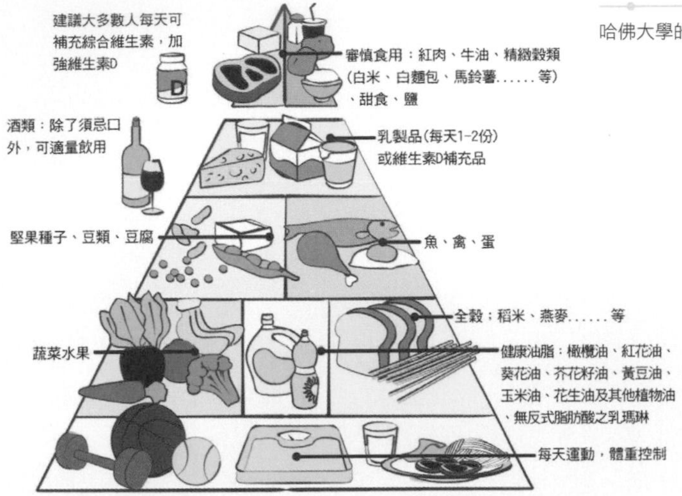


哈佛大學的「健康飲食金字塔」

「我的金字塔」畢竟是美國農業部折衝各方利益團體壓力，顧慮許多現實問題，好不容易才出爐的飲食指南。其中有太多妥協痕跡，太多令人詬病之處。不過她那「爬六彩金字塔階梯」的標誌，與「Step to a Healthier You」（邁向更健康的你）的標語，非常顯眼，加上美國政府及各大企業強大的宣傳力道，都讓我覺得「我的金字塔」，可能又要主導未來十年人們的營養發展，影響下一世代的全民健康，不禁令人擔憂起來。

## 「哈佛金字塔」，開創飲食新思維

我由衷推崇二〇〇二年，哈佛大學營養學兩位教授——魏勒特（Willett）及史丹普佛（Stampfer）所主導設計的「健康飲食金字塔」，他們的健康飲食概念，眼光放得很遠，純粹根據科學研究，是非分明，講所該講，開創出令我感動的美麗新境界。

這一章是在講腸道保健實戰秘訣，如何戰勝毒素，如何打敗發炎！我覺得「哈佛金字塔」的飲食理念，不折不扣，就是腸道保健的理念基礎，值得我為您好好解讀，一起來思考，如何遵循「哈佛塔」的概念與原則，照顧自己的腸道。

「哈佛塔」的三點基本概念：

1.「哈佛塔」的中心思想是「Go with Plants」，跟著植物走！以植物為主的飲食最健康！

2.「哈佛塔」以規律運動和體重控制作為金字塔的基礎，不運動、不減重，一切免談。

3.「哈佛塔」呼籲重質不重量，「You are What You Eat」，用心選擇所有放入肚子裏的東西。

「哈佛塔」選擇食物的五項原則：

1.高舉「全穀雜糧」大旗，推薦多吃糙米、大麥、燕麥、五穀雜糧……等，加工越少越好。

2.推崇豆類、堅果種子類，甚至連豆腐都上了「塔」。

3. 強調要吃大量蔬菜、水果。要五彩繽紛的，要高纖、高維生素的。
4. 如果要吃動物蛋白就選魚肉、雞肉、蛋，盡量少吃獸肉。
5. 要多多使用植物油等優質油脂。

## 「哈佛塔」與「我的金字塔」基本觀念大不同

「哈佛塔」是回歸東方跟著植物走的觀念，所有植物類食物都安置在較重要的下層，「我的金字塔」雖然也增加植物類食物分量，但骨子裏，依然是美國肉食主義，只是披上全穀蔬果的外衣。

「哈佛塔」將代表美國飲食文化的牛排、牛油、白麵包、馬鈴薯、可樂……等，全部擠到塔頂小小一區，還貼上「要注意」的警告標誌。

「哈佛塔」將乳製品限制在每天一到兩份，認為牛奶不是唯一，甚至不是最佳的鈣來源。而「我的金字塔」仍然非常重視牛奶，依舊建議每天吃三份。

哈佛塔「跟著植物走」！我深受感動，您呢？

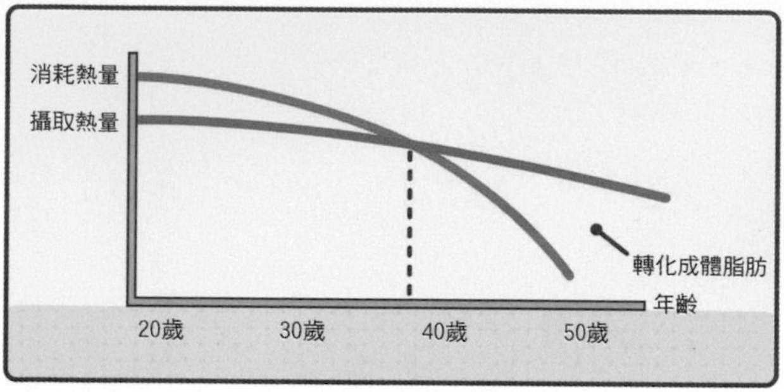


熱量收支要平衡

## 「哈佛塔」挑戰肥胖瘟疫

「哈佛塔」將飲食金字塔建築在規律運動和控制體重上，確實是項驚人創舉，連後來的「我的金字塔」也承接了這個概念。

「熱量收支平衡」是體重控制的基礎，我們說飲食要「重質不重量」，「不重量」的意思不是「隨您吃到飽」；基本上，「吃到七分飽」、「慢慢吃，讓大腦知道您吃飽了」，都是至理名言。

量太重要了，台灣食品界名士王繼中兄總是說：「一半，什麼都吃一半。」規律運動，增加熱能支出很重要，吃得健康，吃得少，更加重要。

肥胖是國民健康最大挑戰，對於肥胖且缺乏運動的人，容易產生胰島素阻抗，若再多吃精緻的澱粉類食物，則無疑是雪上加霜。所以，「哈佛塔」強調的「全穀雜糧」、「重質不重量」和「規律運動」，都是對症下藥，預防肥胖及糖尿病。

把油脂擺在金字塔的下層，又是另一項創舉，越下層越重要。「哈佛塔」為油脂洗刷汙名，油脂也是必要營養素，負責許多重要生理機能，包住身體每一個細胞的細胞膜，都是由油脂所構成。細胞膜油脂組成不好，細胞就病變，不說別的，油脂太少，便便在大腸裏都會推不太動，脂溶性營養素也不容易吸收。

「哈佛塔」強調在飲食中，要多多運用橄欖油、大豆油、亞麻仁油、葡萄籽油、葵花油……等植物油，也要多吃富含健康油脂的豆類、堅果類、魚類……等。健康油脂不僅改善膽固醇組成，有效預防心臟血管疾病、糖尿病，像ＤＨＡ之類的還被稱為「聰明脂肪酸」，有益於大腦發育。

「哈佛塔」將牛、豬、羊……等「紅肉」與其他蛋白質食物（家禽、魚、豆類及核果）區隔出來，供奉於金字塔的最上端，建議盡量少吃。而「魚、禽、蛋」也與「核果與豆類」左右分列，前者建議每日零到兩份，後者則為一到三份，凸顯植物性蛋白質的優勢。

乳製品始終是爭論焦點，正反力道都很強，正方說法是：「推廣牛奶讓國民體格快速提升」、反方說法是：「我們都中了牛奶教的毒」。也許過去幾十年，牛奶遊說團太過囂張，所以，「哈佛塔」

持中間稍偏打壓立場，把乳製品提到上面第二層，建議每人每天的攝食量降為一到兩份。

除了纖維素外，牛奶確實是營養豐富，但是，牛奶有乳糖不耐症等不少問題，「哈佛塔」不反對牛奶，但也不盲目支援。他們說：「牛奶不是唯一的鈣源，如果您喜歡喝，請喝低脂或脫脂；如果不喜歡，沒關係，還有其他食品可以攝取到足夠的鈣」。不過我個人認為台灣人喝牛奶比美國人少太多，還是應該多推廣喝低脂牛奶。

「哈佛塔」幽默但慎重的在塔旁邊註明：「少許喝點兒酒，但不是每個人適合。」口氣就像所羅門王，勸人要「歡歡喜喜吃你的飯，心中快樂喝你的酒」。

「哈佛塔」還說，大多數人可以每天吞些綜合維他命，填補營養缺口。哈佛大學的健康飲食金字塔表現出學術人的堅持，猶如暮鼓晨鐘，敲醒有心人，如果您英文不錯，不妨上「哈佛塔」網站看看。否則就請您照著以上的概念原則踏踏實實的去做吧！

跟著植物走，全穀雜糧，與腸道菌一起努力！

## 二、全穀雜糧、膳食纖維、健康油脂

### 哈佛塔高舉全穀雜糧

最重要的是「全穀雜糧」，天天吃全穀雜糧，餐餐吃全穀雜糧。

我們經常講的五穀雜糧，包括了糙米、小麥、燕麥、高粱、玉米、小米、蕎麥、紅豆、豌豆、綠豆、花生、核桃、腰果、芝麻、松子、杏仁、薏仁……等等，全穀雜糧就是指這些五穀雜糧僅僅脫去最外面的硬殼，不多做無謂加工，保留住外皮外殼豐富的營養素。

全穀雜糧含豐富的澱粉、纖維素、優質脂肪、維生素、礦物質、植物酵素、植化物……等等，這些營養素，除了澱粉之外，絕大部分都儲存於外皮外殼。

全穀雜糧同樣提供澱粉作為熱量來源，但是和精緻澱粉不同的是全穀雜糧消化比較慢，能夠控制血糖和胰島素保持在適當濃度，因此能夠減少饑餓感，抑制肥胖、二型糖尿病以及其他代謝疾病的發生。

全穀雜糧保留大部分的纖維素，下一節我會談纖維素對腸道如何重要，如何增加腸道益菌。

全穀雜糧，特別是豆類、堅果類，含有豐富的優質不飽和脂肪，它們的植化物很多都有極強的抗氧化力及其他生理活性。

相信我，到現在為止，所有的研究都證明全穀雜糧對代謝症候群，對整體健康有絕對的益處。二〇〇五年發表的「愛荷華州婦女健康研究」，由一九八六年開始，長達十八年，研究四萬一千八百三十七名婦女，相關論文發表將近兩百篇。研究結論之一是每天吃一到兩份全穀的婦女，罹患發炎相關疾病（指癌症，代謝症候群……等）的比例，降低了百分之三十。

全穀雜糧對健康的益處，大家都知道，只是也許沒想到會那麼重要。「哈佛塔」高舉「全穀雜糧」，魏勒特教授批判美國農業部，沒有利用「我的金字塔」傳達應該傳達的訊息，錯失矯正民眾錯誤飲食觀念的大好機會。

也許「哈佛塔」感動了您，讓您想知道如何開始實踐「全穀雜糧」的理念。現在超市都有賣五穀米、十穀米，非常方便。

〈表6-1〉水溶性與非水溶性纖維含量

| 每百克中含量 | 水溶性膳食纖維 | 非水溶性膳食纖維 |
|---|---|---|
| 胡蘿蔔 | 0.7 | 2.0 |
| 洋蔥 | 1.5 | 4.2 |
| 花椰菜 | 0.7 | 3.5 |
| 菠菜 | 0.7 | 2.1 |
| 牛蒡 | 2.3 | 3.4 |
| 扁豆 | 0.8 | 7.3 |
| 蘋果 | 0.7 | 2.0 |
| 香蕉 | 0.6 | 1.8 |
| 鳳梨 | 1.0 | 1.1 |
| 奇異果 | 0.8 | 2.6 |
| 水梨 | 1.3 | 1.1 |
| 馬鈴薯 | 0.6 | 2.6 |
| 燕麥 | 2.3 | 2.4 |
| 糙米 | 0.9 | 2.4 |
| 大花豆 | 3.0 | 3.0 |
| 小麥胚芽 | 2 | 6 |
| 白米 | 0 | 0.3 |
| 大豆 | 1.8 | 15.3 |

## 膳食纖維：用心思吃到夠

膳食纖維是腸道好菌的主要營養源。膳食纖維的定義非常嚴格，必須是不能在小腸消化，而能在大腸被腸道好菌發酵利用的植物成分，才可以叫做膳食纖維，像竹筍、鳳梨……等看似纖維素含量很高，其實所含纖維素，大多稱不上是膳食纖維。

膳食纖維分為水溶性與非水溶性兩種，一般食品中兩種都有，大概比例可參考〈表6－1〉。水溶性纖維指蔬菜中的果膠、蒟蒻、蘆薈中的甘露聚醣、海藻昆布中的海藻酸……等，會溶於水中，變成膠體狀。非水溶性纖維有木質素、半纖維素、幾丁質……等，不溶於水，但會吸附大量水分。

膳食纖維對腸道健康的功能是其他營養素所無可替代的。它是腸道的清潔工，促進腸道蠕動，使便便變軟，排便暢通，減少腸道毒素的停留時間，也會吸附毒素，是排毒的好幫手，降低大腸癌的發病危險。同時膳食纖維更是腸道好菌的食物，直接促進好菌繁殖，間接抑制壞菌生長。

## 正確攝取膳食纖維

膳食纖維對腸道健康的功能無可替代。它是腸道的清潔工，促進腸道蠕動，減少腸道毒素停留，是排毒的好幫手。其中水溶性纖維素比非水溶性纖維素在降低膽固醇、抑制血糖上升的功能要強。像是海藻、秋葵、蘆薈，還有蘋果、牛蒡、胡蘿蔔，甚至燕麥……等，都富含有豐富的膳食纖維。

水溶性纖維素對腸道好菌的發酵促進力，比非水溶性纖維素更強，降低膽固醇、抑制血糖上升的功能也更強。所以，應該多吃水溶性纖維素，多吃有黏質的海藻，以及秋葵、蘆薈……等蔬菜類；另外，如蘋果、牛蒡、胡蘿蔔，甚至燕麥……等，看來不黏，但也含有豐富的果膠，應該多吃。

膳食纖維的每日建議攝取量是三十公克，兒童的纖維素建議攝取量是年齡加五，也就是說，五歲的小朋友每天吃十公克纖維素就足夠了。每天要吃到三十公克，不容易的，以香蕉估算，要十五根左右。要吃到三十公克相當需要巧思與用心，請您遵守以下守則：

1. **一定要多吃主食，而且要吃得正確**。要少吃白米，多吃全穀，多吃糙米，多吃五穀雜糧、燕麥……等。一般人想減少食量，不吃飯，只吃「菜」，而所謂「菜」，通常是大魚大肉。這是不對的，請您要多吃主食，而且要多吃「全穀」的，少吃磨粉加工的——也就是說，少吃麵包。

2. **豆類、薯類、菇蕈類及海藻類是高纖四大金剛**。包括大豆、綠

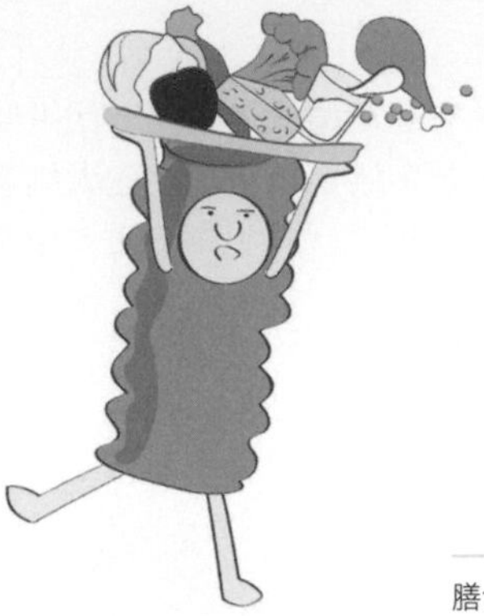

膳食纖維是腸道好菌的主要營養源

豆、碗豆、四季豆、馬鈴薯、紅薯、地瓜、木耳、洋菇、昆布、紫菜……等，牢牢記在腦子裡吧！在超市買菜能夠很自然的選購，烹調時能夠很自然的使用。

3. **吃水果也要用心**。多選番石榴、香蕉、蘋果、奇異果、柑橘……等高纖水果吧！番石榴每一百公克之膳食纖維含量高達五公克，而西瓜才區區零點三公克。

如果真的就是吃不到足量，也可善用高纖保健產品；服用時，切記要喝大量的水；最好在飯前吃，可以順便達到降低食量，減重塑身的效果。

## 膳食脂肪：看您如何選擇

「肥胖、高血脂、高膽固醇，都是因為吃太油了！」

油脂類過去被擺在飲食金字塔的最頂端，完全被抹黑，「哈佛金字塔」率先為健康油脂平反，將健康油脂擺在金字塔的下層，與全穀蔬果並列。

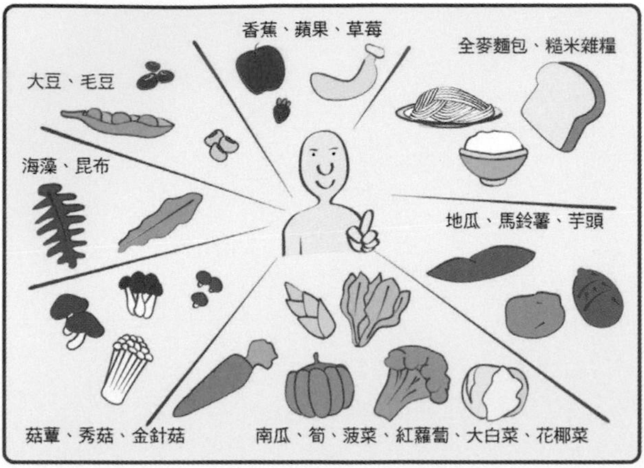


營養要均衡，身體才會健康

脂肪對人體的重要性並不亞於蛋白質，它產生的能量，為蛋白質、碳水化物的兩倍以上，讓您不容易餓。脂肪還是人體組織的結構成分，細胞膜就是由磷脂、糖脂和膽固醇……等各種脂肪構成。身體利用膽固醇合成各種荷爾蒙、維生素、膽汁酸……等，有些脂肪分子本身就是重要生理活性物質，參與調控發炎反應，胰島素作用……等。

三酸甘油脂與膽固醇都是健康檢查必看項目。三酸甘油脂提供細胞能量，膽固醇強化細胞結構，都很重要；可是如果過高，麻煩就來了。三酸甘油脂超過一百五十（毫克／公升）就算過量。至於膽固醇就不能只看總膽固醇，如果低密度脂蛋白膽固醇（ＬＤＬ）在一百六十（毫克／公升）以上，或高密度脂蛋白膽固醇（ＨＤＬ）在四十（毫克／公升）以下時，就進入紅色警戒區。ＬＤＬ是反派，是將膽固醇由肝臟帶出來，高了就會堆在血管壁上，容易導致動脈硬化；ＨＤＬ是好人，是將膽固醇帶到肝臟儲存，對動脈血管有保護作用。

如何選擇有益健康的膳食脂肪呢？請您先分辨膳食脂肪的種類。

1. **超級壞脂肪**：反式脂肪是由植物油氫化製成固體，安定、耐高溫，但會降低好的HDL，提高壞的LDL，促進發炎反應。多攝取百分之一的反式脂肪，罹患心血管疾病機率將上升百分之十二。反式脂肪的害處遠勝於飽和脂肪，食品法規強制標示反式脂肪含量；但是，在餐廳、小吃攤、山寨食品，在不為人知的角落，反式脂肪仍然無所不在。

2. **壞脂肪**：指飽和脂肪，會使壞的LDL升高，這一點就足夠將他們歸類於壞脂肪。飽和脂肪主要來自於紅肉、雞皮、海產、全脂奶……等；有些植物油，如椰子油、棕櫚油的飽和脂肪含量也高。學理上，來自飽和脂肪的熱量不宜超過總攝取熱量的百分之七，怕估算太麻煩了嗎？那就少吃些這類東西吧！每種食物或多或少含有飽和脂肪，牛排對有些人像是鴉片，不吃不可；但是，請務必像「哈佛金字塔」說的「小心審

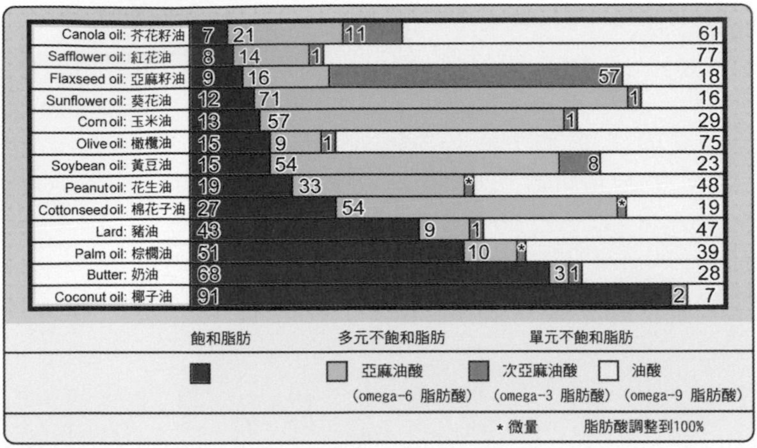


油脂脂肪酸組成

慎」的享用。

3. **好脂肪**：指不飽和脂肪，對血管、心臟、大腦、腎臟、眼睛、免疫、關節、智力……等，都有好處。不飽和脂肪酸又可分為單元與多元不飽和脂肪酸。您可以由附圖中瞭解不同油個別的含量。單元不飽和脂肪酸可以由酪梨、堅果類、芝麻及橄欖油、紅花油……等獲得，多元不飽和脂肪酸可由魚肉、核桃以及葵花油、黃豆油獲取。學理上，總攝取熱量中最好有百分之十到十五來自單元不飽和脂肪酸，百分之八到十來自多元不飽和脂肪酸，怕估算麻煩嗎？就請您多吃些這類食物吧！

同樣是植物油，建議多使用附圖中橘色和黃色的Omega-3及Omega-9型油，至於富含Omega-6型油（藍色）的大豆油，使用太過於廣泛，其實對健康好處只算中等。地中海料理大量使用橄欖油，當成是餐桌上的醬油，是值得推薦的好油；含次亞麻酸高達百分之五十七的亞麻籽油也值得推薦。

吃魚也有一番功夫，要選Omega-3脂肪酸含量高的魚，大家耳熟能詳的魚油的EPA或DHA，都是Omega-3脂肪酸，因為對腦神經發育很有幫助，很多嬰兒奶粉紛紛添加。所以要吃魚，就請多吃秋刀魚、鯖魚、鮭魚……等Omega-3豐富的魚種。魚的眼窩是含Omega-3脂肪酸量最多的地方，吃魚時可要搶來給心愛的人吃。

要如何才能降低血液三酸甘油脂？要如何才能讓體檢表上，膽固醇和低密度脂蛋白膽固醇的數值不那麼觸目驚心？

油脂是重要熱量來源，沒有油脂的菜餚，清淡無味，我們很難不攝取油脂，拚命吃低脂飲食，效果反而不大，重點在於要「出黑暗，入光明」，棄絕飽和脂肪、反式脂肪，選擇不飽和脂肪。

總之，我會盡量不外食，天曉得他們用些什麼油，會讓我吃下多少反式脂肪；我會在早餐多吃些堅果種子類；少吃甜食；少吃霜淇淋；做菜多用些亞麻籽油、芥花籽油、紅花油……等健康植物油；秋刀魚、鯖魚都是我最喜歡的魚，還好非常便宜；學義大利人把橄欖油放桌上；何妨多吃酪梨！重點是我不會下廚，反正我太太是料理高手，太太拜託您了！請多用健康植物油，我的健康在您手上。

## 三、腸道保健的決勝武器

對腸道好的飲食就是能增加腸道益菌、減少腐敗菌增殖，使內毒素減少的飲食。乳酸菌是能夠直接改善腸道菌相平衡，直搗黃龍，扭轉戰局的決勝武器。前幾章已經由現代醫學的研究觀點，說明腸道菌的重要性，這裏就要談些實際的作法了。

許多發酵醃製食品，如泡菜、醬菜……等，都有乳酸菌，但量不多，要每天幾十億、幾百億的足量攝取，只有從醱酵乳或乳酸菌粉產品下手。我們先來看如何選擇好的乳酸菌產品。

### 如何選擇醱酵乳？

我國法規將醱酵乳分為凝態醱酵乳（優格），濃稠醱酵乳（優酪乳），及稀釋醱酵乳（養樂多等）。前二者每毫升必須含千萬以上的活乳酸菌，稀釋醱酵乳每毫升必須含百萬以上。事實上，以養樂多公司產品為例，紅蓋養樂多雖然是稀釋醱酵乳，但是一百毫升卻含百億代田菌，金蓋的S300

及藍蓋的300Light都含三百億，是法規的百倍及三百倍。國內其他大廠的醱酵乳產品，活菌數也都是法規的幾十倍以上，一瓶兩百毫升的優酪乳通常都含百億的活菌。

我作為亞洲乳酸菌學會聯盟會長，實在以我國乳酸菌產業及學術水準自豪。近年來，醱酵乳產品品質的提升，有目共睹，更健康、更好喝，不只活菌數節節上升，熱量及糖分也逐漸降低。也有越來越多產品願意投資去做健康食品認證，例如養樂多的300Light獲得免疫調節功能（促進自然殺手細胞活性……等）及胃腸功能改善兩項認證，統一AB優酪乳也拿到提升腸道好菌及降低幽門桿菌兩項認證。

教您幾招選擇醱酵乳產品的必要知識：

1. **看看包裝上面的乳酸菌標示夠不夠清楚**。好的產品通常會標出所用乳酸菌名稱，總菌數多少。

2. **看看營養標示**。熱量、蛋白質、碳水化合物（主要就是糖）、脂肪，有沒有添加其他有益健康的物質，如膳食纖維，有沒有含有對人體有害的反式脂肪。

**3.看看在賣場冷藏情況好不好**。醱酵乳是活菌產品，一定要冷藏，買回家也同樣要冷藏。

**4.看看保存日期**。一般是兩個星期，盡量趁新鮮喝掉，別在冰箱放得過了期。

好！想像一下，您進了超市，請直接走到冷藏區，有許多不同品牌的醱酵乳產品，請仔細看看包裝上面的標示，用的是什麼菌種、有沒有標明菌數、保存日期呢？看看有沒有過期，順便看看營養標示表的蛋白質含量。品牌是知名的，值得信賴的，外包裝也很乾淨，沒有破損。

您買回家，每天喝一到兩瓶，口味很喜歡，效果也很好，這就是適合您的好產品了。再提醒您，別忘了「山寨多多」事件的教訓，千萬別再喝那些來路不明的山寨產品了，也別讓您的孩子有機會喝。

## 如何選擇乳酸菌粉產品？

乳酸菌粉產品（包括粉劑、膠囊、錠劑……等）市場非常混亂，產品品質更是良莠不齊，功效宣傳無限誇大，劣幣驅良幣，消費者無所適從。但是，乳酸菌粉產品又有它不可取代的市場價值，它方便，它的配方設計自由度大，功效針對性強，沒有糖份問題，所以市場佔有率確實不斷成長。

乳酸菌粉產品通常會使用較多種菌種，雙歧桿菌及乳酸桿菌是必備的菌種，腸球菌、有胞子乳酸菌、鏈球菌……等，也常被使用。多數產品頂多標出菌種名稱，如：乾酪乳桿菌、龍根雙歧桿菌……等，不會標註到「菌株」層次。

例如我們從客家福菜分離出一株植物乳桿菌（*Lactobacillus plantarum*）P19，從臭豆腐分離出另一株植物乳桿菌A8，P19抗過敏活性強，A8抗感染活性強，同樣都是植物乳桿菌，個性完全不同。*Lactobacillus*是屬名，*plantarum*是種名，P19、A8稱為菌株編號。

就像我姓蔡，名英傑。將「蔡英傑」上網一查，可以發現有蚵貝藝術家、戲曲演員、皮膚科醫生，也有在求職的、在徵婚的，叫做蔡英傑的人太多了。但是，如果查「蔡英傑，乳酸菌」，那就只有我本人了。

我們分離了成千株植物乳桿菌，通過重重試驗，其中，有保健功效，有商品價值的就只有P19、A8……等少數幾株。

這就是「菌株」的概念，如果您看到兩種產品都寫了植物乳桿菌，不要覺得奇怪，可能一個是藝術家，一個是醫生，不可相提並論。

乳酸菌粉產品除了怕高溫外，就是怕潮濕。只要有一點點濕氣進去，菌就會很快死滅。以三面封粉狀包為例，必須使用高級機器，在低濕度廠房操作，才能封得嚴密，保存得久。

如何選擇乳酸菌粉產品呢？我經常逃避回答這個問題，以我的經驗加上研究室分析技術，當然可以輕易分辨產品好壞良莠。但是，一般消費者要找好的產品真不太容易，要找品質好，價格又合理的產品，更難如登天。

通常我給的標準答案是：不要相信天花亂墜的電視購物，要問生產廠商可不可信任、有沒有可信任的研發團隊支援、產品用什麼乳酸菌、編號是什麼、有多少科學數據佐證、活菌數目夠不夠、保存期間內，是不是有足夠的菌能夠保持活性……，通得過這些質問的產品，才真是一等一的益生菌產品。

我所提出的這些問題，一般消費者仍然是很難判斷。這樣子吧！凡是在電視購物天花亂墜，口沫橫飛的產品，都不要買。

## 如何正確攝取乳酸菌？

不管是醱酵乳或菌粉產品，重要的是要天天吃！要常常吃！因為再好的乳酸菌也無法在腸道中久駐，所以，不論在家裡，或是出門在外，一年四季，週一到週日，請記得天天都要補充。

基本上，乳酸菌最好餐後攝取，因為用餐後，胃部的酸度較低，乳酸菌比較能夠活著通過胃部，到達腸道，但是，有些優良菌種，特別是植物性乳酸菌，非常耐酸，我們研究室開發乳酸菌，首先必須要非常耐酸、耐膽鹽，所以，餐前餐後都可以吃。

要注意保存條件，乳酸菌不耐熱、不耐氧氣。產品必須保存在低溫，優酪乳開瓶後，盡快喝完，不要開了一大瓶，放在桌上，由早喝到晚；如果不想喝冷的，可以倒到杯裏，微波一下，馬上喝掉，但是溫度千萬不要超過攝氏三十五度。乳酸菌保健產品也要注意保存溫度，不要長期放在高溫環境（如車子內）。

網路上有此一說：「服用抗生素時，不要吃乳酸菌、不要喝優酪乳，因為抗生素會殺死乳酸菌」是有幾分道理，抗生素確實會殺死

## 正確攝取乳酸菌

乳酸菌能直接改善腸道菌相平衡，是常保腸道健康的決勝武器。乳酸菌最好於餐後攝取，用餐後，胃部的酸度較低，乳酸菌較能活著通過胃部，到達腸道。因乳酸菌不耐熱，不耐氧氣，產品必須低溫保存，微波時溫度不要超過攝氏三十五度，且開瓶後盡快喝完。服用抗生素期間，腸道壞菌會占優勢，更應加倍補充乳酸菌，但請和服用抗生素的時間錯開至少一小時。

腸道中的好菌與壞菌，但是壞菌比較頑強，服用抗生素期間，腸道中通常壞菌會占優勢，反而更應該加倍補充乳酸菌，但是請和服用抗生素的時間錯開至少一小時。

許多人擔心醱酵乳的酸，會傷害牙齒。請放心，基本上，益生菌對口腔保健的效果，正面評價的研究佔絕大多數。多攝取乳酸菌，有助於保持良好的口腔菌相，抑制會造成蛀牙和牙周病的壞菌增長。但是，醱酵乳確實也含糖，所以喝完最好漱漱口。

嬰幼兒可不可以攝取乳酸菌？我考慮的層面較多。如果從健康、從幼兒免疫系統發育考慮時，我們當然希望幼兒儘早開始攝取乳酸菌。但是，市面上品質不良的產品實在太多，我怕您給孩子吃到劣質產品。所以，我建議在離乳後，才開始酌量攝取，兩歲以後就可以增加攝取量，最重要的還是買優質產品。

## 請為「一般健康」多吃乳酸菌

幾年前，在美國曾對一千四百八十七位醫生做了問卷調查，問他

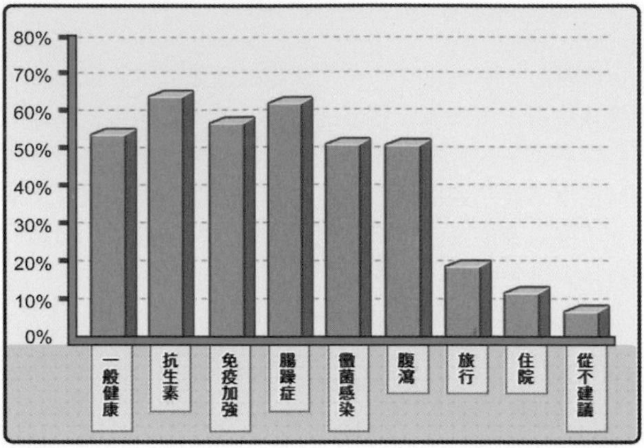


醫生何時建議補充乳酸菌

們在什麼情況下，會建議他們的病人服用乳酸菌。

有超過百分之五十的醫生認為在服用抗生素時、在需要加強免疫時、在患有腸燥症、黴菌感染、腹瀉時，會建議病人服用乳酸菌。其中，我認為最值得注目的是，居然已經有百分之五十五的醫生，會只是因為「一般健康」（general health）的理由，就建議他的病人服用乳酸菌。也就是說有一半以上的醫生，已經認為乳酸菌是無病無痛，沒有特別原因，只是希望保健養生，只是希望身體更健康時，就應該天天服用。這真是觀念上革命性的突破。我國的醫生們，還要多久，才會真正認識乳酸菌的好。

我是大家公認的乳酸菌專家，媒體有什麼問題，經常會來問我的意見，我對回答問題，總是非常慎重。不過這裏，我忍不住要用周星馳那種誇大的口氣說：「請再聽一次我的呼籲！乳酸菌要天天補充，要為了一般健康大量補充！」

## 優酪乳與酵素的錯誤觀念

新谷弘實醫師不但是有名的胃腸科醫師，也是日本暢銷書作家。他的《不生病的生活》系列，在台灣也非常暢銷。我能理解書籍有時為達暢銷，不免要提出一些驚世駭俗的言論。不過，新谷醫師提出的一些概念，實在偏離得太過分了，基於道德良知與學術專業，我不得不提出說明。但囿於篇幅，我只點出兩點。

1. 優酪乳神話：優酪乳對腸道的保健效果，已經有太多嚴謹的臨床實驗清楚證明，不是一位醫生個人臨床觀察腸相就可以推翻。我曾經讓至少五十位受測者喝養樂多，在糞便裏就是可以分離大量養樂多代田菌，好的乳酸菌確實可以通過胃酸的。他還說：「喝優酪乳，糞便會臭」，這太過分背離事實。

2. 原型酵素萬能論：他說：「體內有奇妙（原型）酵素，能夠轉變成任何酵素。只要攝取富含酵素的食物，就可在體內儲存奇妙酵素，然後依人體各個部位的需要來使用。」我在陽明大學是專門做酵素研究的，相信我，這完全是荒謬無稽的說法，讓我忍不住想重重的批判。

## 四、運動——增強肌力、消耗熱量

「奇怪，體重並未明顯增加，為什麼小腹就是凸出來，是不是年過四十，就一定會這樣呢？」

不是的！脂肪累積，小腹凸出，絕對不是年紀增長的必然現象，而是您的肌肉萎縮、基礎代謝消耗熱量降低，脂肪當然容易蓄積，惡性循環下去，小腹當然凸了出來。

連哈佛塔這種飲食指南，都將規律運動和控制體重設定為必要條件。不運動、不控制體重，在飲食上所下的任何功夫，都是枉然。歐洲抗肥胖憲章也鼓勵醫生要主動給病人開運動處方。

要健康，就要學會控制體重；要控制體重，就要從飲食和運動，雙管齊下。不但要吃得精準，運動同樣也要精準。所謂精準，就是重質不重量，要有運動科學配方，重要的還是要「舒服爽快，持之以恆」。

運動有有氧及無氧之分，兩者都要重視。健走、慢跑、游泳、騎

在水中行走

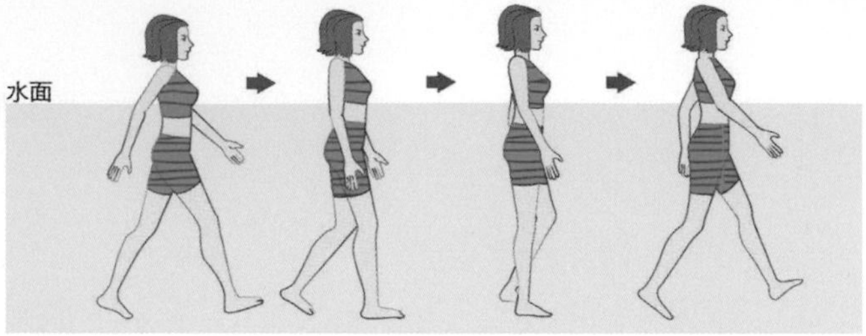


正常走法

單車、有氧舞蹈……等，是身體大肌肉群反覆從事有韻律節奏之長時間活動，這是「有氧運動」。短跑、跳高、拔河、舉重、肌力訓練……等，肌肉負荷強度高、瞬間性強，產生較多的乳酸，運動後感到肌肉酸痛，這是「無氧運動」。

有氧運動只要持續二十分鐘以上，就開始燃燒內臟脂肪。不需要做到氣喘如牛，揮汗如雨，只要達到個人最大氧氣攝取量的一半左右，心跳速度達到每分鐘一百二十下至一百六十下之間就可以。更簡單一點說，是有點喘，但是還可以說話、吹口哨的程度，比感到「有在運動」的程度再強一點。您相信嗎？健走的減脂效果比慢跑或騎單車更高。

有氧運動除了消耗脂肪外，也可提升心肺功能，改善血液循環，好處多多，我建議您選一種有氧運動，每週固定時間做二到三次，例如：

1. **健走**：隨身帶個萬步計，每天走一萬步，可以先從五千、六千開始。基本上，白領階級不容易達到一萬步，必須特別設定健走時

在水中行走

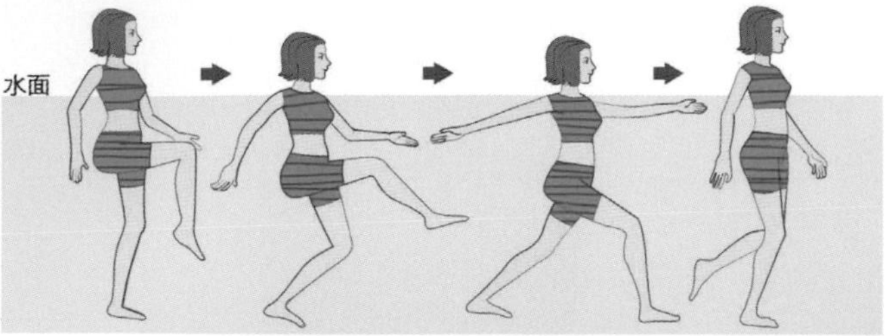


提腿跨步走法

段。一次就走三十分鐘以上，才會有減肥消脂的效果。

2. **游泳池行走**：不會游泳的人，也可以大大方方的利用游泳池做步行運動，水的抵抗力大約是空氣的三十倍，運動效率大；水壓能促進血液循環，使呼吸自然傾向腹式呼吸；水溫較低，可以促進褐色脂肪燃燒；在水裏，體溫不會上升，可減輕心臟負擔。水中行走的要點有：步行時間要三十鐘以上；手在水中自然擺動，不要划水，上身盡量挺直的走；可以嘗試不同方式，如橫著走、跳動著走、抬腿踢腳的走。

無氧運動有許多迷思：「不會燃燒脂肪，減肥無效」、「容易運動傷害，不適合中老年人」。您必須先瞭解基礎代謝的概念，才能破解這些迷思，瞭解無氧運動的重要性。

基礎代謝指維持呼吸、心跳、血液循環、體溫、腎臟機能……等生理活動所需之熱量需要，也就是指維持一個人活著之最低熱量消耗，通常以躺著休息時的熱量消耗代表。一般人的基礎代謝大約在一千兩百大卡至兩千四百大卡之間。以我自己為例，六十五公斤，

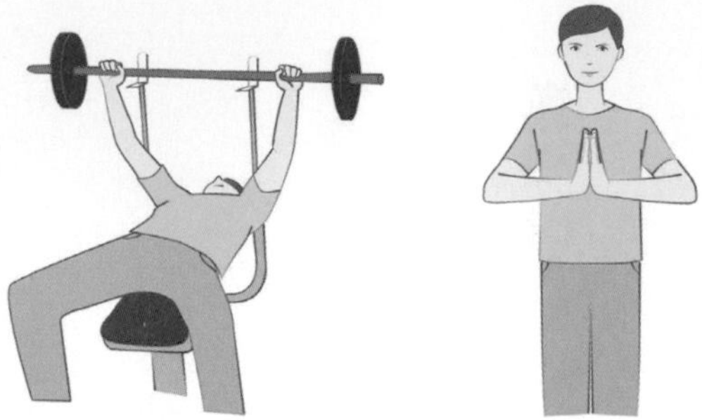


等張運動與等長運動

五十七歲，大約是一千六百大卡，我女兒四十八公斤，二十多歲，大約是一千兩百大卡。

基礎代謝估人體每天能量消耗量的百分之六十到七十五，其中的百分之六十是肌肉消耗，百分之二十是肝臟及腎臟消耗，百分之二十則是褐色脂肪組織燃燒。這意思是說，即使是躺著休息，什麼都不做的話，肌肉群最少也替我們燒掉近四成（百分之六十的六成）的熱量。

肌肉占我們體重的百分之三十到四十，我如果能將兩公斤肥肉轉成肌肉，基礎代謝就會增加百分之五，什麼都不做，每天就幫我多燒掉將近一百大卡熱量，相當於快走三十分鐘。所以，增加會燃燒脂肪的肌肉對控制體重，比直接做有氧運動，消耗脂肪更重要。

無氧運動著重肌力訓練，又分為肌肉反覆以同等張力運動的「等張運動」（isotonic），及肌肉收縮保持一定長度，關節不移動的「等長運動」（isometric）。巧妙組合這兩種型式的運動，每天半小時，就可以在兩個月內見到肌肉增強的效果。

做完無氧運動肌力訓練後，身體會繼續維持在高基礎代謝狀態長達一到兩天。平常代謝狀態下，消耗糖及脂肪的比例是五比五；運動後的高代謝狀態則是四比六到三比七的比例，身體傾向於代謝脂肪。請記得，無氧運動如果一次能做到二十到三十分鐘，把身體提升到高代謝狀態後，消耗熱量的效果就能持續一到兩天，而且主要是燃燒脂肪。

無氧運動雖然不會直接燃燒脂肪，但會使肌肉增加，將身體轉化成「高代謝體」，不論醒著，睡著，都能更有效率的燃燒脂肪。

所以，增強肌肉很重要，尤其是包覆住胸腹部的核心肌肉群。如何有效增強肌肉呢？上健身房，找教練上幾堂課，如果捨得花錢，當然可以。我在附錄中，介紹了幾種隨時可做的腸道健康操，尤其著重加強胸腹背核心肌肉群。不必練到虎背熊腰，但至少讓您丹田有力，線條健美。那些動作，都簡單有效，如果您做出興趣，不妨去書店買專門書籍，來設計編排屬於自己專用的套路吧！

另外，附錄二的雙腦健腸操是一套概念很有趣的運動，它要求您在做操時，要隨時運用大腦的想像力，來帶動您的意念到要運動的腹部去。

不論是做無氧或有氧運動，最好的搭配方式是在充分熱身以後，先做無氧的肌力訓練，將身體帶到「高代謝」狀態，再做可以消耗脂肪的有氧運動，燃脂效率更佳。

## 運動和節食哪個重要？

健走萬步，大概要一小時，只消耗一百五十大卡，相當於半塊蛋糕、一罐啤酒或一小碗飯。看來節食比運動有效囉！不過請別忘了，這並不是單純的加減乘除，運動尚有許多其他的健康效果。

控制熱量攝取對熱量消耗低的人非常必要，但是，過度的節食，不正確的節食，對健康非常有害。

飢餓時，身體為了快速補充血糖，除了分解儲存在肝臟中的肝醣外，也會加速分解肌肉蛋白質，以補充熱量。也就是說，當您節食時，減掉脂肪，也同時減掉肌肉。

## 有氧、無氧都很重要

飲食和運動要雙管齊下才能控制體重，維持健康。運動分有氧及無氧，兩者都很重要。健走、慢跑……等身體大肌肉群反覆從事有韻律節奏之長時間活動，是「有氧運動」。短跑、舉重……等肌肉負荷強度高、瞬間性強，運動後感到肌肉酸痛，是「無氧運動」。先做無氧的肌力訓練，將身體帶到「高代謝」狀態，再做可以消耗脂肪的有氧運動，燃脂效率更佳。

更慘的是，身體會以為饑荒來了，會把新陳代謝自動調到「節能減碳的代謝模式」，自動降低基礎代謝。當您覺得減肥有效，開始恢復正常飲食時，因為基礎代謝比以前低，體重將會因而迅速回升，而且補回來的是脂肪，不是肌肉。這真的是賠了夫人又折兵；越節食，身體越變成「低代謝體」、「高脂肪體」。

「慢活」是二十一世紀的流行語，節食有必要，但也要講「慢」。有節制的「控制飲食」，不要傷到了肌肉。運動也要講「慢」，做有氧，講慢跑健走；做無氧，也是招招講慢，可要全心全意，不要做到肌肉痠痛。每天三十分鐘，把平常很少動到的腹背核心肌肉群，輪著操，兩個月後，就可以歡呼收割，欣賞自己新增的肌肉了。

## 在生活中隨時運動

1. 天天穿容易活動的服裝，好走的鞋子。
2. 買稍微貴一點、時髦一點的運動服裝；把運動鞋放在最顯目方便的地方。
3. 假日安排戶外活動，不要睡懶覺。
4. 電視機前面擺台簡單的運動器材。
5. 站著看電視，站著討論公事。
6. 家裏或辦公桌上，總是有啞鈴，握力器……等小運動器具。
7. 少搭電梯，用腳尖爬樓梯。
8. 上下班少坐兩站，多走二十分鐘。
9. 隨時保持正確姿勢，腰桿挺直。
10. 經常收緊小腹，反覆夾緊臂部肌肉。
11. 隨時做等長運動，伸展運動。
12. 其他發揮創意的點子。

## 五、呼吸與按摩——喚醒腸道自癒力

經絡按摩是簡單易學的養生方法，只要每天在家DIY二十分鐘，通暢經絡系統，就可以達到相當的保健養生效果。

我們在推動「腸道健康公益宣導」時，特別設計了一套「馬桶穴道按摩術」。其實穴道按摩坐著、躺著都可以做，取名叫馬桶穴道按摩術，一方面是引起大家的興趣，一方面也為了加強宣導上大號時，不要看書報雜誌，專心便便，同時按摩可以幫助排便、保健腸道的穴道按摩。

協和醫科大學祝總驤教授為中老年者設計了一套「三一二經絡鍛煉法」，「三」是按摩合谷、內關和足三里；「一」是用腹式呼吸來強化腹腔內的九條經脈；「二」是加強雙腿運動，帶動全身經絡，相當有參考價值。

## 腹式呼吸

「Hypoxia」（缺氧）的研究是醫學界大熱門，您或許不相信，身體內的多數細胞，都長期處於半缺氧狀態，新陳代謝速率低落，加速細胞老化。長年在伊甸基金會服事，擔任過兩屆董事長的王剴鏘醫師，在他的大作《補氧不生病》中表示：「現代人常感覺身體倦怠、疲勞，原因之一可能是氧氣不足所導致。」

一般人呼吸又淺又短，每次呼吸進出空氣量只有五、六百毫升，其實男性深呼吸可以輕易達到三千毫升，女性也至少有兩千毫升。也就是說，我們經常只使用不到三分之一的肺容量，枉費了我們多達三億的肺泡。

為了能夠充分利用肺容量，必須習慣使用腹式呼吸法。也就是由腹部帶動橫膈膜上下的呼吸方式。重點在於「緩慢均勻而且徹底」，腹部緩慢均勻的膨脹，鼻子緩慢均勻的吸氣，讓空氣盡量充滿肺部，屏息五到十秒，再讓腹部緩慢均勻的內

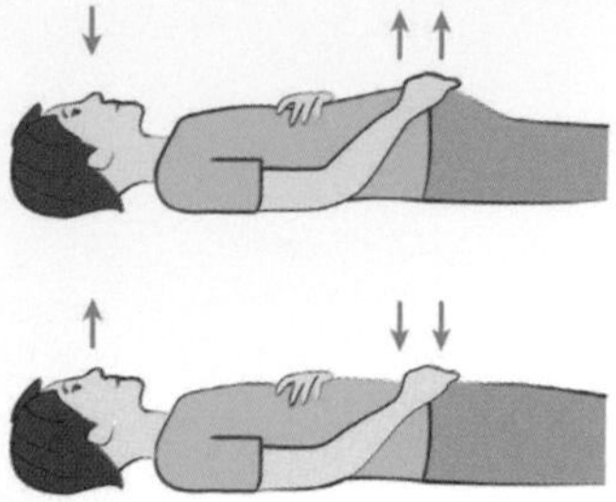

腹式呼吸法

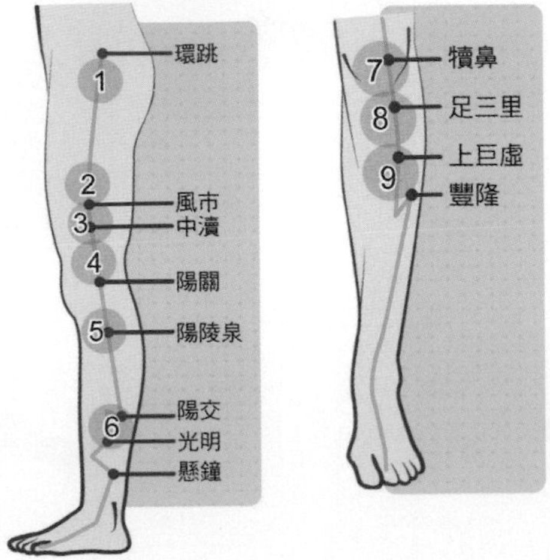


敲膽經與胃經

縮，由鼻子或嘴巴慢慢吐氣，盡量吐乾淨。

腹式呼吸法剛開始都必須刻意練習，慢慢的就可以融入生活，化為自然，腹膜及橫隔膜的柔軟度會加強，改善腸胃整體功能，而且可以調節自律神經、緩解壓力、降低血壓、加強免疫活力，在面對負面情緒時，腹式呼吸能幫您安定下來，好處實在很多。

## 敲膽經與胃經

小時候經常被媽媽叫去幫她敲腿，現在想來和近年很流行的敲膽經，異曲同工。小腿外側靠脛骨走的是胃經，再向外一些，就是膽經。握拳，自大腿窩的環跳穴開始，由上往下敲打膽經到小腿中段。胃經可以由膝蓋往下敲打，到小腿的一半即可，以下述之足三里為重點。先敲膽經，由上往下，大概從環跳開始，大腿兩處，小腿三處，共六下，再敲胃經，三處三下，兩手一起敲左右兩腳，一到九，數出聲來，早晚至少各敲

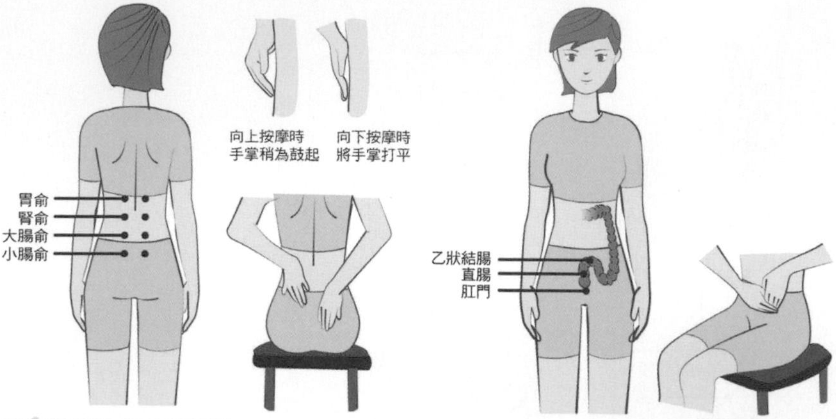


經絡按摩

三十次。

## 經絡按摩

1. **按摩腹部**：仰臥著、站著，或坐在馬桶上都可以按。將兩手搓熱後，以肚臍為中心，半徑大約三至四指寬，以手掌順時針慢慢按摩十到二十圈，不必用力下壓。接著四指併攏，用指腹沿著同樣的圈圈向下按摩，下按後、停三到五秒才放開，特別加強按摩肚臍周圍的六個重要穴道。

2. **按摩後腰**：脊椎兩側兩指寬處，有胃俞、腎俞、小腸俞……等重要穴道，俞是總管的意思。用手掌上下按摩數十次，然後握拳，用食指之掌指關節去按壓這些穴道。

3. **按摩乙狀結腸**：乙狀結腸是便便堆積的地方，將左手四指併攏，右手由上施力，在乙狀結腸附近按壓數十下，可以幫助排便。

4. **按摩手腳部重要穴道**：

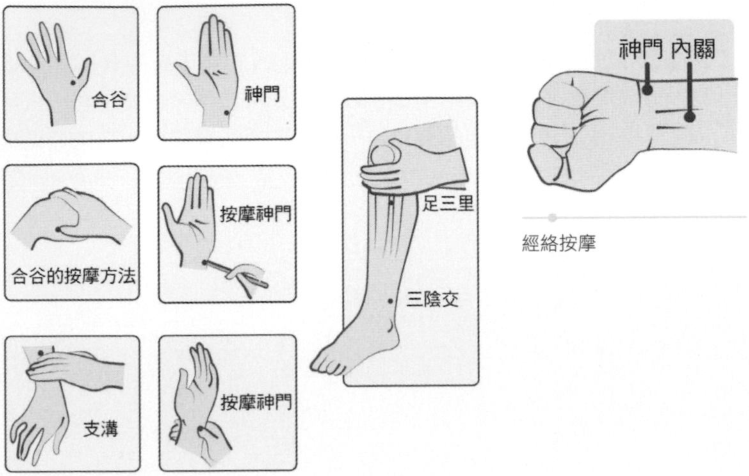


經絡按摩

（1）**合谷**：為大腸經之原穴，位於手背第一、二掌骨之間，略近於第二掌骨的中點處，用大拇指向下、向內按壓。

（2）**內關**：位於前掌從手腕之橫紋往上約兩寸處。

（3）**神門**：位於掌面手腕第一條橫紋，靠小指側，四分之一處。

（4）**支溝**：位於手腕背橫紋正中上三寸，位於兩骨之間凹陷處。

（5）**足三里**：中醫常說「肚腹三里求」，足三里可以說是對腸胃道最有效的穴道，位於膝蓋骨下緣直下三寸，距離脛骨外側一寸。

以上這些穴道都是與腸胃相關的重要穴道，可能不太容易找到，但是在附近按按，感到痛痛麻麻的就是了。有句話說：「離穴不離經」，即使沒有很正確的按到穴道，也會有相當效果的。最重要的是，相信我們的精神力量，無論按哪

## 腹式呼吸好處多

身體多數的細胞，長期都處於半缺氧狀態，造成新陳代謝速率低落，加速細胞老化。善用腹式呼吸法不僅可以調節自律神經，緩解壓力，降低血壓，加強免疫活力，在面對負面情緒時，更能協助情緒安定。

裡，您的精神意識都要跟著到位，效果就會出來。

## 蔡教授的
## 健康小腸識

每一克牙垢有一千億個細菌，種類大約有五百種以上，格蘭氏陰性及陽性菌都有，當牙齒不健康時，格蘭氏陰性菌會慢慢變成優勢菌種，產生高量脂多糖內毒素，不但使整體牙齒環境陷入慢性發炎惡性循環，而且脂多糖內毒素會進入循環系統，引起全身性慢性發炎。也就是說，牙周病的發炎，引起全身器官的發炎，成為代謝症候群的危險致病因子，這些種種，聽起來是不是和腸道嗜脂壞菌引起發炎的機制相似。不僅是內毒素會惹禍，牙周病菌也會全身亂跑，做心臟冠狀動脈繞道手術所切下來的病灶樣本，居然可以找到牙周病的格蘭氏陰性菌。朋友們，好好刷牙，勤用牙線，定期讓牙醫洗牙，每個月換一次牙刷吧。

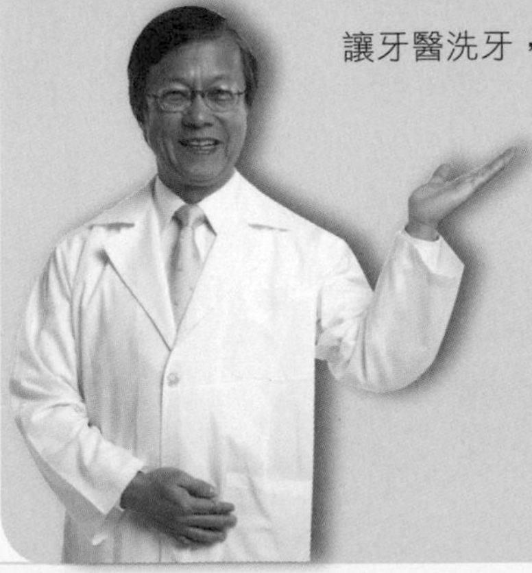

# 【結語】

## 日常生活每時每刻不馬虎

每一個人的生活習慣，包括對健康的看法、飲食的喜好，都是從小在家庭、學校等生活環境中養成，不太容易改變。有時候，外在環境劇烈變化，結婚了、生病了，逼不得已，有些習慣必須微調。說真的，要主動的從內心裏，激發出足夠強烈的動機動因，讓自己起而行，改變某些生活習慣，真是談何容易。

這本書想傳達什麼訊息？希望讀者讀完後有何反應？有何感動？有何領悟？是否給讀者足夠的動機，足以激發有意義的行動，為了自己長遠的健康，去改變不容易改變的生活習慣呢？

我用了許多篇幅談腸道及腸道菌的重要性，當腸道菌失衡時，代謝內毒素血症如何引發全身慢性發炎，我以肥胖為中心談代謝症候群為什麼是腸道起源，再三的強調肥胖及胰島素阻抗，與脂肪細胞及慢性發炎間的因果關係。

第一章到第六章，足足四萬字，就是希望您讀完以後，一聲感嘆：「原來如此！」激發出「起而行」的動機。這是像我這種頑固型科學家的怪僻，巴不得人人都感動於我所感動。其實一句話就可以達到和四萬字差不多的效果：

「如果您不減肥，您會全身發炎、動脈硬化、血糖飆升、憂鬱加失智、癌細胞亂竄，無法安享天年，生命品質每況愈下！」

肥胖是威脅健康的萬惡之首！所以，請您務必努力減肥，健康減肥！控制體重！動機簡單明瞭！不過，四萬字的腸道科學知識，可以讓這個動機紮根更深就是了。

三年前，我在《你不能沒腸識》中，提出二十四條腸道保健秘訣，包括：「飲食——水、乳酸菌、纖維質是關鍵」；「規律——由早睡早起、早餐早便開始」；「運動——要舒服爽快，而且持之以恆」；「壓力——學習與壓力共處」；「排便——深信便祕一定改善」；「腸道健檢——五十歲只是原則」等六大項。

這六項二十四條腸道保健秘訣，現在看來還真是針針見血、招招厲害，都是歷久彌新的保健基本功夫。這本書則是主要談飲食與運動，而且是以控制最適體重為動機，以腸道及腸道菌為重點的飲食與運動。請您把六項二十四條放在心裏，再來看以下我根據本書第六章的論述所整理的腸道保健養生處方。

## 腸道保健養生處方

**1. 飲食內容：跟著植物走．重質不重量**

◎重視主食，全穀雜糧要占一半以上，少碰精緻澱粉類產品。

◎豆類、薯類、菇蕈類及海藻類雖然號稱是高纖四大金剛，其實營養及保健價值不僅限於膳食纖維。

◎多攝取Omega-3及Omega-9的脂肪，多用些亞麻籽油、芥花籽油、紅花油、橄欖油……等健康植物油。

◎蛋白質多由豆類、核果類及蔬菜類攝取，動物性蛋白質優先考慮魚禽蛋類，少吃獸肉。

**2. 乳酸菌：為了一般健康，天天補充**

乳酸菌是腸道保健決勝武器，要為了「一般健康」天天攝取，要懂得正確選擇優質產品，要懂得正確使用方法。

### 3.飲食習慣：少食．慢食．樂食．感恩食

◎蘇東坡的養生頌說：「已飢方食，未飽先止，散步逍遙，務令腹空。」餓了才吃，吃到七分飽就喊停，吃飽散散步，務必讓肚子保持空空的，這是**少食**。

◎慢慢吃，細嚼慢嚥，讓大腦有時間知道您吃飽了。慢食是一種生活態度，不但由健康美學的角度，享用食物，也由環保永續的角度，瞭解食物，這是**慢食**。

◎所羅門的《傳道書》中說：「人在日光之下，莫強如吃喝快樂。」「歡歡喜喜吃你的飯，心中快樂喝你的酒。」在快樂、舒適、輕鬆的環境氣氛下用餐，這是**樂食**。

◎基督徒人人會背誦的主禱文有一句是：「我們日用的飲食，今日賜給我們。」對今日的食物，心存感恩，這是**感恩食**。

### 4.運動：無氧有氧並重．提高基礎代謝

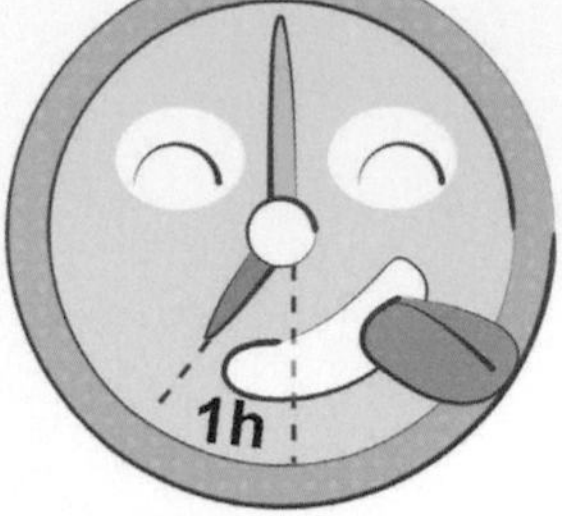


早一小時起床吃早餐

◎天天做胸腹背核心肌肉群的肌力訓練，提高基礎代謝率，讓自己的身體時時刻刻消耗更多的熱量。

◎每週做三次三十分鐘以上的有氧運動。

◎生活中隨時運動，隨時鍛鍊肌力，隨時消耗熱量。

**5.經絡保健：腹式呼吸・敲膽經胃經・穴道按摩**

◎勤練腹式呼吸。

◎每天早晚各敲一次膽經及胃經。

◎隨時按摩腹部、後腰及合谷、內關……等重要養生穴道。

**6.生活習慣：早睡早起・規律排便・隨時舒壓**

◎名中醫師潘念宗說：「晚上十一點不能上床睡覺的人，不要來找我看病。」早睡早起很難，但是請至少比現在早一小時睡。還有，晚上九點以後不要吃任何東西。

◎早上排便，沒便意也去坐坐；仔細觀察便便，尊重便意，想上廁所時就必須上。

◎唐代藥王孫思邈說：「常欲小勞，但莫大疲及強所不能堪。」常常勞動，但不能累到受不了。工作中，要時時評估自己的壓力程度，避免過度疲累，有自己獨門的解壓秘方，隨時舒壓。

**7.生活型態減肥：飲食・運動・按部就班慢慢來**

以上所列的腸道保健養生處方，是保證有效，保證健康，保證不復胖的「**生活型態減肥法**」。我再從不同角度點撥幾點：

◎要將體重降到自己標準體重範圍的下限。降低體重的速度是每個月減一到兩公斤，或者半年減體重的百分之十。讓身體新陳代謝速率可以隨著慢慢調降，逐漸適應新的體重水準，才不會復胖。

◎要靠改變生活型態，而不是依靠節食，來逐步調降熱量攝取水準；增加全穀雜糧、豆薯菇藻蔬果所占比例；減少甜食、肉食、精緻澱粉食所占比例。

◎別忘了肥胖是發炎疾病，好的乳酸菌可以快速壓制腸道壞菌，降低腸道毒素，減緩慢性發炎。所以，我再三的強調乳酸菌是腸道保健決勝武器，務必天天正確攝取，但是千萬不要相信減肥嗜脂菌的誇大宣傳。

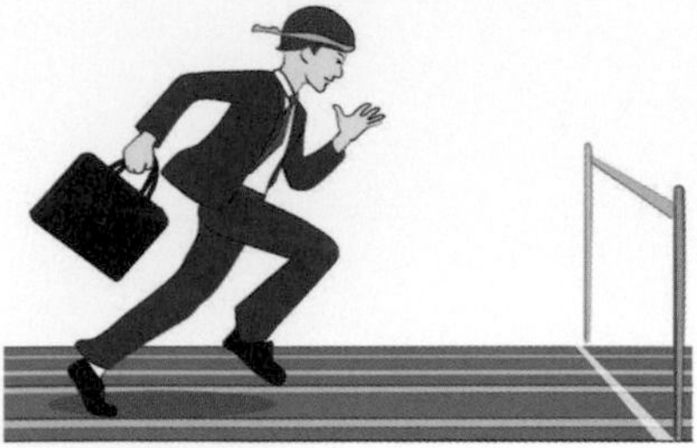

向著標竿直跑

◎每天消耗的熱量有四成由肌肉負責燃燒，值得花兩個月時間，努力鍛練肌肉，提升基礎代謝，再配合做有氧運動，會使自己身體的燃脂效率，大幅提高。

「目標驅動」（purpose driven），這個概念在歐美非常熱門，也就是說無論做什麼，都要先設定明確的目標，這個目標會「驅動」我們，「忘記背後，努力向前，向著標竿直跑」。

我為自己設定的健康目標是：「活得久，活得好，活得健康美麗」，我認為腸道是百病之源，老化由腸道開始；要達到這個目標，必須由腸道保健著手！

「目標驅動」的重點，是要能清楚描繪自己的目標，我描繪九十歲時的我，腸道裏面仍然有許多活力旺盛的乳酸菌，有許多發育良好的貝爾結，塞滿活力旺盛的各種免疫細胞，腹肌緊實，小腹平坦；我描繪九十歲時的我，還能與太太攜手去搭愛之船，到日本洗溫泉。

我所設計的腸道保健養生處方，招招都回歸到腸道，聚焦到腸道菌。

我的專業知識，讓我可以明確的對您說：「只要您照著去做，腸道一定健康，目標一定達成」。

您要把目標設定在減肥瘦身，當然可以，讓您的動機更強烈。不過，就像「哈佛塔」所傳達的理念，減肥瘦身，控制體重，是手段，是追求健康的必要手段，把它當成目標，其實也無妨。

恭禧您！讀完這本書，您的腸道知識又更上一層，您準備好起而行了嗎？從今天開始，就跟著植物走，乳酸菌隨身帶，參加晚宴時，不吃九點以後出的菜餚。

我們的身體原本就內建有強力的修復再生機能，只要用心，只要積極，自然會找出一條適合自己的養生大道，向著標竿直跑，步履輕快，充滿喜樂感恩。

簡單的事情重複做，時時刻刻不馬虎，腸道健康帶給大家身心靈全面的健康。

## 到八十歲，還要有二十根牙齒

東京醫科齒科大學將《魏志倭人傳》所記載彌生時代日本人的食物還原，連同昭和初期，及現代的食物，給大學生吃，測定吃完一餐所需的時間及咀嚼次數。發現吃完彌生餐、江戶餐及現代食物所需咀嚼次數及時間，分別是三千九百九十下，五十一分鐘；一千四百二十下，二十二分鐘；六百二十下，十一分鐘。吃現代食物，根本不太需要咀嚼。國際齒科學會努力推廣「八〇二〇」運動，到八十歲，還有二十根牙齒。瑞典早已達成，美國、澳洲預定二〇一〇年達成，日本落後甚多，預估要到二〇三〇年才有可能達成。我國目前牙齒保健教育仍然十分落後，八十歲老人滿口無牙比率極高。

「八〇二〇」運動很重要，牙齒是捍衛腸道的第一關。

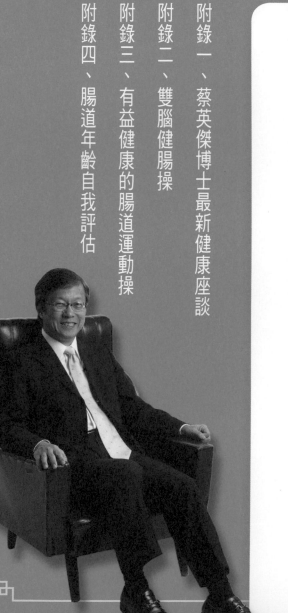

# 附錄

## 蔡英傑博士的
## 腸道健康教室

附錄一、蔡英傑博士最新健康座談
附錄二、雙腦健腸操
附錄三、有益健康的腸道運動操
附錄四、腸道年齡自我評估

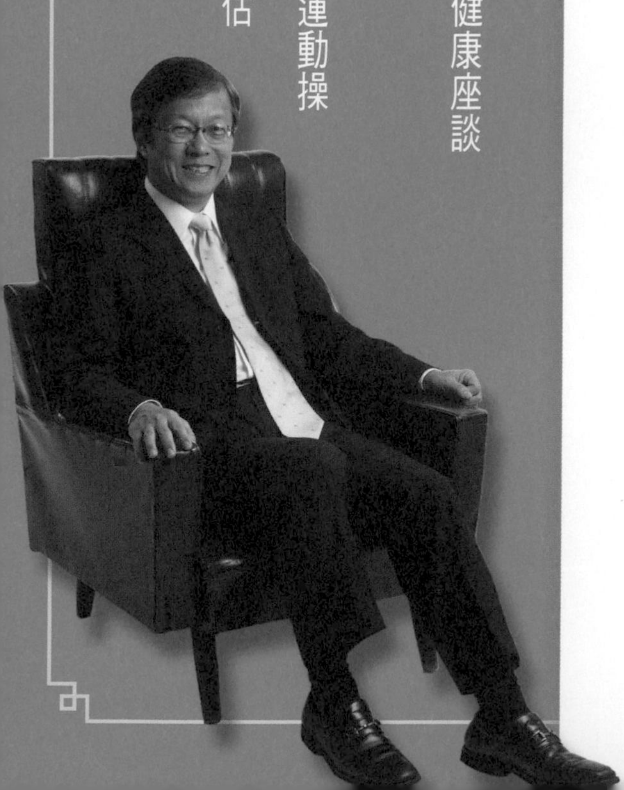

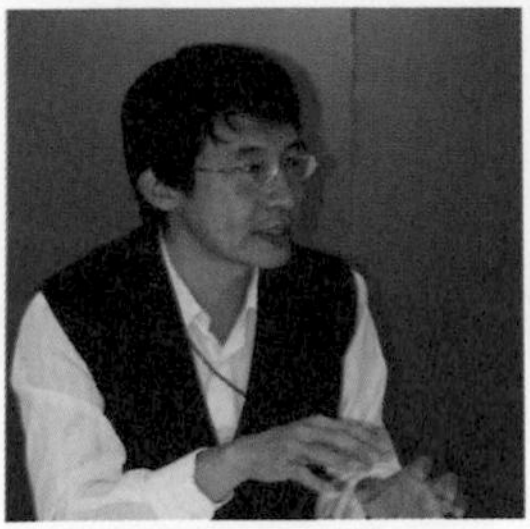
東華中醫診所院長　曾文俊

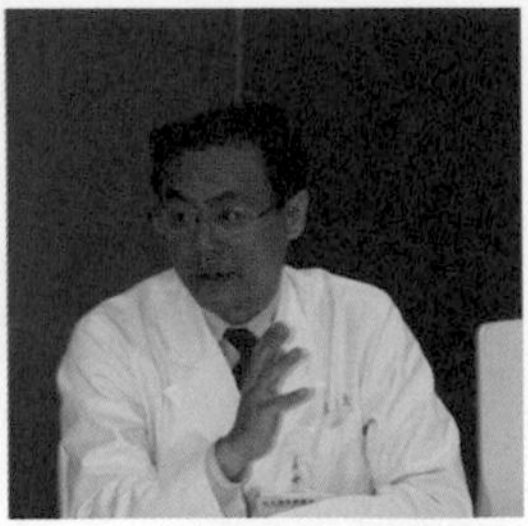
台北榮民總醫院腸胃科主治醫師、陽明大學腦科學研究所教授　盧俊良

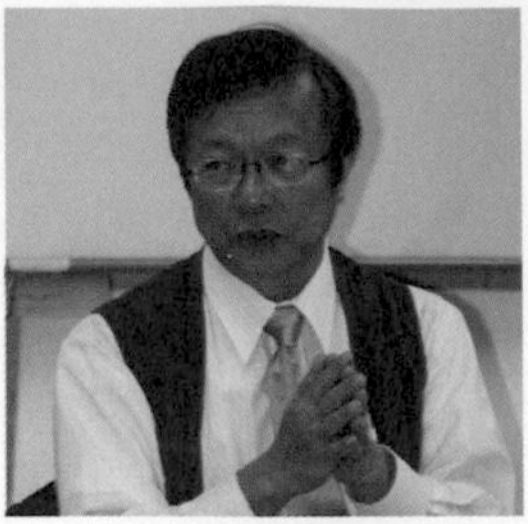
國立陽明大學生化暨分子生物研究所教授　蔡英傑

# 附錄一：
# 蔡英傑博士最新健康座談

**主持**：國立陽明大學生化暨分子生物研究所教授　蔡英傑　博士（以下簡稱蔡老師）

**與談人**：

台北榮民總醫院腸胃科主治醫師、陽明大學腦科學研究所教授　盧俊良　醫師（以下簡稱盧醫師）

東華中醫診所院長　曾文俊　醫師（以下簡稱曾醫師）

台灣大學生技系系主任　黃青真　博士（以下簡稱真老師）

台北醫學大學保健營養學系系主任　陳俊榮　博士（以下簡稱榮老師）

實踐大學食品營養與保健生技學系教授　黃惠宇　博士（以下簡稱宇老師）

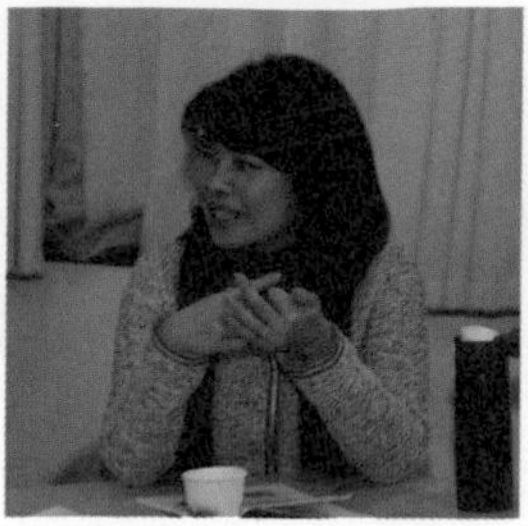
實踐大學食品營養與保健生技學系教授　黃惠宇

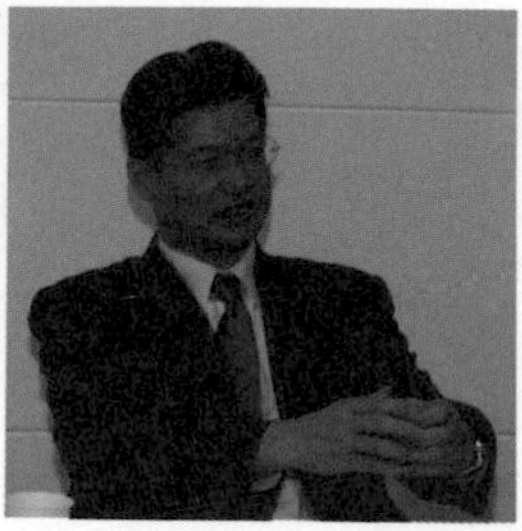
台北醫學大學保健營養學系系主任　陳俊榮

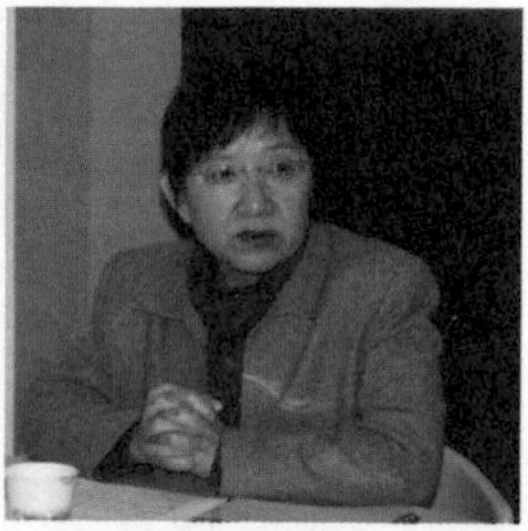
台灣大學生技系系主任　黃青真

## 功能性腸胃疾病的原因

**盧醫師：**功能性腸胃問題的原因，通常在醫學上我們有兩種假設。第一種就是腸胃蠕動不正常，第二種就是腸胃道比較敏感，指的就是只要腸胃道裡面有一點點的氣體或食物，患者就會覺得很不舒服。有研究指出，腸道裡的神經元數目相當的多，跟脊椎的神經元數目一樣。也就是說，腸道有自己的感覺神經、運動神經及兩者之間的中介神經，因此它可以自己形成一種迴路，自己管自己，因此也有人叫腸道作mini brain或second brain，就是因為它可以自己控制自己。當然，所有的感覺到最後還是需要大腦來統整，所以大腦對腸道還是有一定的影響作用。另外，情緒、壓力也會影響腸胃，例如考試、工作上的壓力……等各式各樣的原因。最近還有一種說法，認為腸道細菌不正常的增生也有可能形成功能性腸胃病，所以也有醫師會用益生菌來改善腸道細菌的分布。

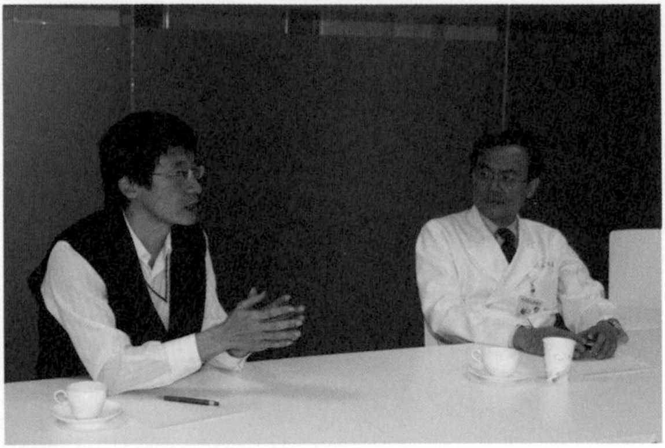

## 功能性腸胃道疾病之一：大腸激躁症

**蔡老師：所謂的大腸激躁症，您剛剛說是因為有些人腸胃比較敏感，例如腸道的末端有一部分對氣體特別敏感，像是有些人可以耐得住五C.C.的氣體，有些人可以耐得住五十C.C.的氣體，這樣理解對嗎？**

**盧醫師：**沒錯。我們也曾在實驗中發現，大腸激躁症的病患無論對一般感覺還是對疼痛的感覺都比較敏感。這類病患只要腸胃中有一點氣體、食物或糞便，就會覺得很不舒服。

**蔡老師：中醫上有「腸躁症」這個名詞嗎？**

**曾醫師：**中醫有這個概念，但沒有這個名詞。通常當中醫遇到腸躁症病人時，會先詢問他的過往病史，以及症狀持續的時間和細節。我們發現，這一類的功能性腸胃疾病患者，大部分都比較神經質、敏感，很多功能性腸胃問題的病患都有壓抑自我情緒的問題。而中醫要做的就是讓這些被壓抑的能量得到疏通，例如開出一些舒肝的處方。或者，我們也會開出一些健脾的處方，提升患者消化吸收和能量轉化的能力。

## 功能性腸胃道疾病之二：消化不良

**蔡老師：關於功能性腸胃疾病中的消化不良，是不是也有許多特別的原因？**

**盧醫師：**這方面其實也有各式各樣的學說論述，普遍認為是內臟過度敏感，例如有些人的腸道對「酸」特別敏感；或者「胃排空」的速度較長，也就是胃清空、消化食物的時間較久；也有可能是因為胃的調節作用不好，例如吃下去的食物一般人會慢慢掉落到胃底部，但如果調節作用不好，造成食物一下子忽然大量掉到胃底部，增加胃底很大的負擔，不能馬上消化、吸收，就會造成消化不良，也被認為是消化不良的原因之一。另外，「幽門桿菌」也是可能的原因之一，不過比例非常少；當然，我們也不排除情緒或壓力上的關係所導致的消化不良。

目前西醫的診治方式，一是使用制酸劑，因為許多消化不良的患者對「酸」較敏感，因此我們會利用制酸劑來把酸中和掉，這是最常見的方式。另一種就是使用殺幽門桿菌藥物，少數人在服用這類藥物之後會好轉。另外就是開一些幫助腸胃蠕動的藥物，如果病患本身有精神方面的合併症，我們也會加一些抗憂鬱或抗焦慮的藥物來幫助病患，或試著用心理、精神治療（psychotherapy）來治療病患，每個星期花個三天，每次半小時，跟病人面談，我們發現許多人使用這種療法之後，較不容易復發，效果也較好。

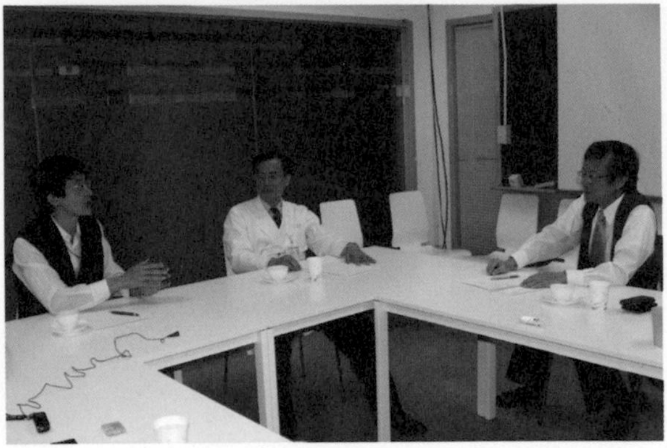

**曾醫師：**從中醫的經絡觀點來看，引起消化不良的能量改變最主要還是在肝跟脾的方面，並且我們還要考量到患者的情緒問題，因此我們常會教患者一些舒壓的技巧，或是吐納與其他的導引方式。一般來說，急性症狀用針灸是最快的，或者穴道的按摩，試著讓患者放鬆、協調。如果有腸道的問題，在虎口的橫紋末端，朝食指側按壓「合谷穴」，可以促進腸道健康。有趣的是它可以雙向調節，其實即便祕的人按壓能促進腸道蠕動，腹瀉的人按壓則可以止瀉。這一般是要用針刺，一般人不會紮針，只要按壓後達到針刺的酸脹感，也可以有相同的作用，這種方法在臨床還是很常用的。另外，胃部不舒服的人，我們也會用「內關穴」來治療，即手掌橫紋下方約兩寸的地方，這個穴點如果胸口、心臟不舒服也可以用。上面這兩個穴還可以搭配「足三里穴」，即以足三里穴為主穴，再搭配內關或合谷穴來一起治療，效果會更好。

## 功能性腸胃道疾病的建議

**蔡老師：**對於功能性腸胃道疾病，有什麼可以自己力行保健的方法或建議？

**盧醫師：**其實站在西醫的立場，希望患者只要覺得不舒服就即早就醫，不要自己亂吃藥。不過要注意的是，有些人的腸胃對某些特定的東西是無法負擔的，例如有乳糖耐受不良的人就不能喝牛奶。因此建議患者要觀察、了解自己吃什麼會不舒服，例如牛奶、豆類、包心菜、青椒……等，這些容易產氣的東西就盡量少吃。

**曾醫師：**飲食上，最好餓了之後再開始吃、然後吃七分飽就好，不要讓腸胃的負擔過重。另外，盡量少吃肉和多脂肪的食物。每天最好也要能有固定的運動。一般我們最推薦患者做的，就是盡量讓肚臍下方，也就是丹田的地方保持溫暖，這不但可以提升元氣，也可以保健腸道。最簡單的做法就是兩手搓熱，摩擦兩腎，上下摩擦八十一下。注意，一上一下，算「一下」，一共八十一下，這個數字是取古代「九九八十一」的「陽」的概念。接著，肚臍到恥骨的範圍也一樣照做一遍，這些都是為了溫養腎氣，同時透過腸道，讓身體能量獲得轉化。如果有些人下腹真的很虛，不停腹瀉，甚至建議可以使用吹風機，一邊吹，一邊用另一隻手以肚臍為中心點，順時針按摩。

另外，飯後散步，可以讓氣血流通，有些人如果真的沒辦法做比較激烈的運動，建議可用散步來代替，同時務必適度減輕肚子及腸道和胃的負擔。其實中國的養生觀念，很強調道家的「空」的觀念，減

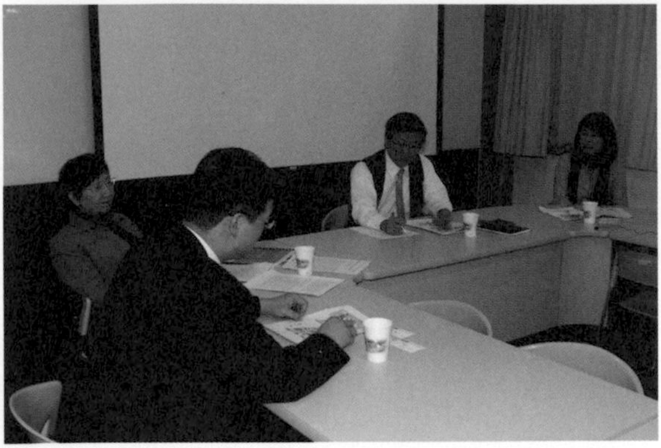

輕身體負擔，讓身體的運行比較上軌道。

**蔡老師：盧醫師您的功能性腸胃病患中，發生大腸癌的機率有多高？一般人要如何預防大腸癌？**

**盧醫師：**其實功能性腸胃道疾病跟大腸癌兩者之間沒有因果關係。至於預防，如果有家族病史的人，最好能定期追蹤；年紀大於五十歲以上，也要定期追蹤。目前大腸癌患者的年齡層沒有明顯的降低，但是人數上有增加的趨勢；另外就是如果有潰瘍、息肉……等，也需要定期追蹤，因為這些都是轉變成大腸癌的危險因子。至於很多人說吃纖維類食物可以防止大腸癌，但也有人說吃多了可能反而會導致大腸癌，因為纖維會促使腸道蠕動太快、刺激太大，這些其實都還沒有定論。反而是說吃高油脂、高脂肪性食物，得到息肉的機率比較大，這個論點還比較確定一些。

## 營養師的飲食建議

蔡老師：腸道對身體非常重要的，而一般的飲食控制基本上都會影

**響到腸道，因此今天也來談談飲食方面的知識。今年的飲食指標有什麼最新的具體建議？**

**真老師：**我們目前正在修訂衛生署新的「國人營養素參考攝取量」，其中做了許多修正，例如把過去的飲食指標建議增加為十二條，並且稍微做了修訂，提供給大家。這些都是參考世界各國或各個國際組織的推薦與研究，例如世界癌症基金會，以及歐洲、日本……等地方的指標。

1. 每天吃足夠量的蔬菜、水果、全穀類、豆類、堅果種子和低脂乳製品。
2. 了解自己的熱量需求。建議一定要認識自己的健康和熱量需求，知道自己每天需要的熱量是多少卡。
3. 多運動。先了解自己的熱量需求，然後如果想多吃的話就要常運動，才能促進熱量消耗。基本上每個人每天最好要有三十分鐘的運動量。
4. 至少要有三分之一的全穀雜糧，不要都是精製食品。
5. 多素少葷、多新鮮少加工、多粗食少精緻、且大部分要以植物性為主。
6. 在飲食多樣化方面，我們也強調要選擇當令在地的食材，這些同時也都跟環保有關，因為只有吃當季、在地的食材，才是最不傷大自然的方法。
7. 注意攝取的食物量。尤其現在有很多一天到晚在促銷「加量不加價」、「一九九吃到飽」的店家。吃東西一定要注意分量，不要吃太多，否則也會變成過多熱量的來源。
8. 少吃油炸，以及其他高脂、高醣的食物、避免含糖飲料。

9. 口味清淡、不吃太鹹，以避免攝取太多的鈉，且少吃醃製品，沾醬要酌量。

10. 第十項是新的，即我們要推薦「母乳哺餵」。現在已經有很多研究發現，母乳哺餵可以降低小孩子過敏、過胖及長大後的癌症發生率，因此推薦小孩子在出生後六個月內要「完全哺餵」母乳。雖然媽媽們會比較辛苦，但如果真的能做到這一點，以後長大應該能節省非常多的醫療費用。不過，六個月以後一定要加上副食品，否則營養會不夠，然後再一邊持續哺餵母乳。

11. 不喝酒。要喝的話，女性一天不超過一杯，且孕期絕對不可以飲酒；男性一天不超過兩杯。一杯指的是酒精含量十公克左右。

12. 只吃衛生與安全的食物，發霉、變味、腐爛……等東西不要吃。

## 飲食要朝全穀雜糧類攝取

**宇老師：**一般人會覺得全穀類指的就是糙米，偏偏一般人都不喜歡吃糙米。但以營養師的觀點，主食類其實是最該吃足夠的，它佔了百分之六十的熱量來源。一般人熱量低的原因通常都是因為主食類攝取不足，這會造成大便量太少，對腸道並不好。因為我們平常即使多攝取水溶性（例如水果）或非水溶性（例如蔬菜）的纖維，其實只能讓腸道有保護感或是促進蠕動，但對於大便量並沒有影響。可惜多數人都會有種錯覺，覺得多吃蔬菜、水果就能促進排便，其實這些東西的效果有限，而且蔬菜、水果能提

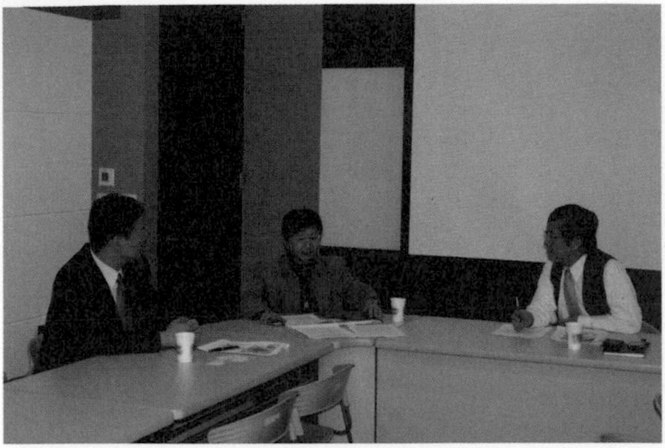

供給人體的必需熱量也沒有主食這麼多，無法提供身體細胞足夠的碳源、供應身體的能量。台灣人現在的主食比例才吃到百分之二十七，這是不太夠的。像日本人已經吃到百分之五十八了，要能夠吃到百分之五十五到六十才比較好。

**真老師**：全穀雜糧類並不是只有糙米才算，像是甘薯、馬玲薯、薏仁、燕麥、紅豆、綠豆（只有黃豆因為是高蛋白的東西，因此算是「豆類」，其他則算雜糧類）……等，都算是全穀雜糧。因此白米飯加薏仁、紅豆、燕麥……等，都可以算是全穀類；胚芽米也算，市場上所謂的五穀米也可以，因此並非只能吃糙米不可。

**榮老師**：其實吃全穀類對於預防糖尿病真的比較有效，但除了飲食之外，運動還是佔了身體健康很重要的一個因素。

## 油脂請用植物性油

**蔡老師**：油要怎麼吃才會健康？例如沙拉油，現在有很多油都標榜「健康油」，例如黃豆沙拉油，這真的是吃了比較健康的油嗎？

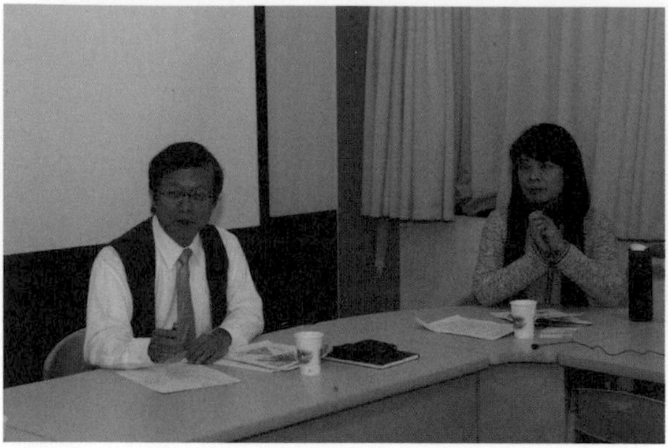

**真老師：**通常我們說對身體較好的油，是指單元不飽和脂肪酸含量較高的油品，橄欖油當然是最好，因為它的不飽和脂肪酸就佔了百分之八十，但相對的也的確是很貴。另外還有兩種油的單元不飽和脂肪酸的含量是較高的，那就是芥花籽油和紅花油。至於黃豆沙拉油的好處，第一是便宜，第二是它的不飽和脂肪酸較多，飽和脂肪酸相對而言是少的，缺點是它不耐炸，不過用炒的其實還可以，因為時間較短。

**宇老師：**葡萄籽油也不錯。因為葡萄籽油的油脂組成跟橄欖油很像，但比橄欖油還耐高溫，它可以承受兩百五十度高溫，而且因為含有一些抗氧化的成分，因此炸出來的東西不會像葵花籽油一樣帶有油味。許多法國、歐洲餐廳都會用葡萄籽油，不過當然也比較貴一點。

**榮老師：**還是建議大家盡量使用植物油。因為人體的必需攝取量，百分之六十五是來自於隱性油脂，也就是看不見的油脂，如牛奶或肉類中含的油脂成分，這一類油脂大部分還是來自於動物性，因此

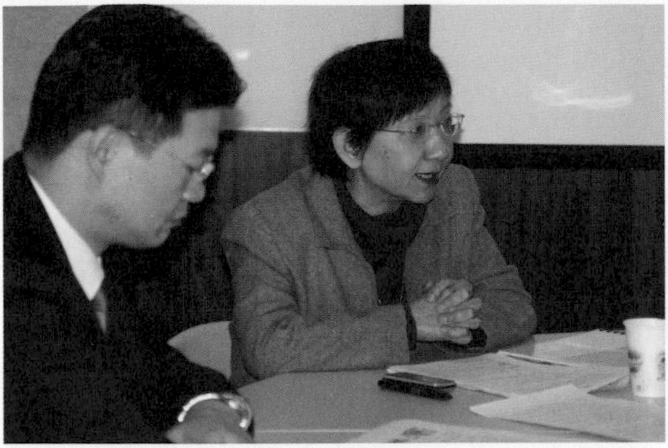

才建議另外百分之三十五的烹調用油要盡量選植物性。

## 豆、魚、肉、蛋類要如何攝取？

**蔡老師：那蛋要怎麼吃呢？很多人都說一天不能吃超過一顆，是真的嗎？**

**真老師：**一顆蛋的膽固醇大約是兩百一十毫克，但我們建議每日膽固醇的攝取量是三百克以下，因此我們不鼓勵一天吃超過一顆蛋。不然就不要吃蛋黃，因為大部分的膽固醇都在蛋黃裡。此外，一般人早餐常常抹的美乃滋，我們建議改為芝麻醬，因為鈣的含量高，或者改為花生醬也可以。

有一點必須要強調的是，飲食指南中的豆、魚、肉、蛋類指的都是低脂的豆、魚、肉、蛋類，我們的必需攝取量也都是用低脂的去計算。

至於肉類，肥肉是不推薦的。其實低脂的肉我們最推薦的還是魚類，再來就是家禽類，尤其是豬肉。家畜類（牛、羊）則是最後推

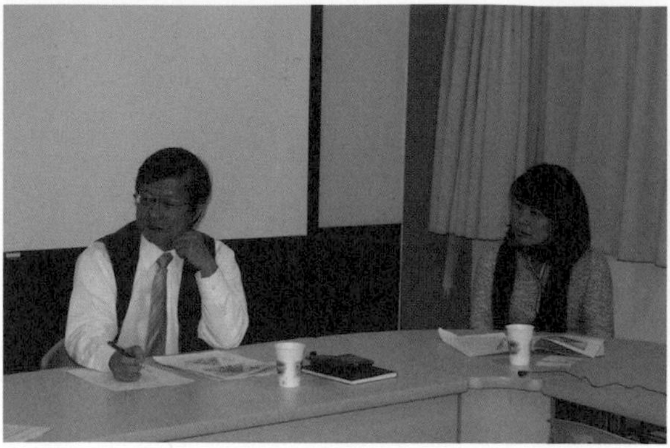

薦，也就是白肉較好（雞腿是屬於紅肉），且盡量不要油炸。

**榮老師：**這就是我常說的：「吃兩隻腳的比吃四隻腳的好，吃沒有腳的比吃有腳的好，腳愈少的愈好。」尤其是反芻動物，例如牛、羊等，這些肉類除了有飽和脂肪酸、膽固醇之外，還有反式脂肪酸，比較起來，豬肉反而比較好一點，因為它沒有反式脂肪酸。肉類、脂肪都有好壞之分。像是奶油、馬其林……等，就是壞的脂肪；堅果類、植物油……等，就是好的脂肪。

## 喝牛奶好嗎？

**蔡老師：牛奶方面呢？現在很多研究開始非常反牛奶，覺得喝牛奶並沒有像大家想像中的那麼健康，這是真的嗎？**

**真老師：**在我們的研究中，並沒有發現因為多喝牛奶而導致疾病發生率升高的證據，但是長高的效果是有的，骨骼密度真的會比較高，對青春期的小孩是很好的。牛奶所含的鈣是非常好的，非常有價值。當然如果沒有運動、不常曬太陽的話，骨質還是脆弱，會容

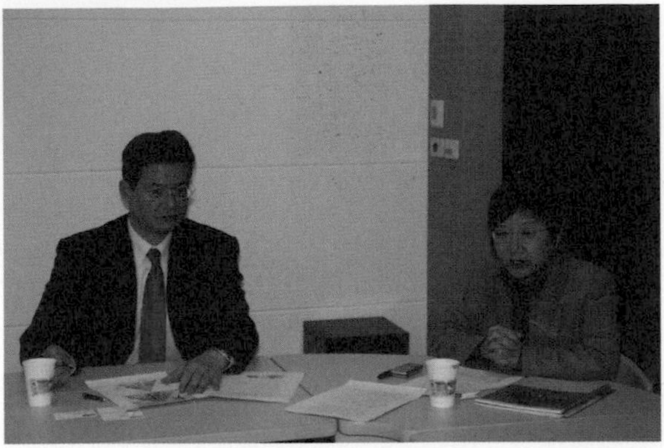

易骨折的。

**蔡老師：許多人都說牛奶酪蛋白會讓人消化不良，且會致癌，這是真的嗎？**

**宇老師：**這是沒有證據的，目前完全沒有確切的研究證明酪蛋白會讓人消化不良，或真的致癌。

**真老師：**很多人都說蛋白質吃多了會造成骨質疏鬆或骨質流失，但愈來愈多的證據顯示，蛋白質高反而有保護作用。其實關於牛奶，國內比較嚴重的問題還是乳糖不耐症。不過這其實是可以訓練的，慢慢訓練，最後還是可以接受，這是適應性的問題，通常都跟溫度和量有關，盡量不要喝太冷的牛奶，也不要一次喝太多。

**蔡老師：人家說牛奶是最好的「鉀」源，是真的嗎？**

**真老師：**的確牛奶是很好的鉀跟鎂的來源，不過這些從蔬菜、水果上面也都可以攝取得到，例如香蕉、楊桃……等。不過我們並沒有專門定義鉀的建議攝取量，只能說鉀吃得多，就尿得多，但如果腎功能不好的人就不要多吃，不然心臟的負荷也會比較大。

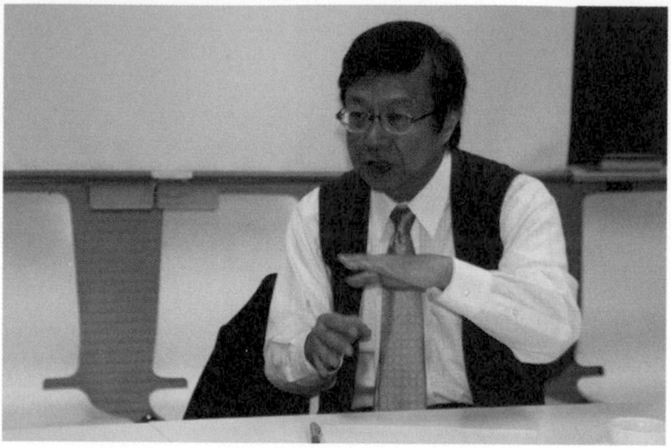

## 綜合維他命吃了會更好

**蔡老師：維他命需要天天吃嗎？**

**宇老師：**維他命不是飲食的替代品，除非是我們飲食不夠、不均衡、壓力過大……等，才拿來做的額外補充。只要飲食均衡，不吃也沒關係，不過當然，吃了會更好。

綜合維他命的概念，其實源自於中醫藥膳的概念——將食物的營養成份提煉出來，讓我們可以不用這麼麻煩的烹煮，就能得到跟藥膳一樣的好處。另一方面也是因為，現在大家都吃得起藥膳，可是反而沒時間準備這些東西了。

**真老師：**我建議還是要均衡的飲食。我個人是不反對吃綜合維他命，重點是要懂得怎麼吃，而不要把它當成萬靈丹。例如，吃素的人其實非得補充維他命 $B_{12}$ 不可，不然真的是會營養不足。

## 膳食纖維對人體有益

**蔡老師：**我們一般人說的高纖水果，即膳食纖維，有什麼是可以推

**薦的？**

**榮老師：**纖維分為水溶性纖維和非水溶性纖維，基本上可以做成果醬的水果，水溶性纖維都是很多的，芭樂也不錯。而非水溶性纖維則與大便的分量相關。

**宇老師：**這兩種纖維其實都是很重要，不能偏廢。有些水果同時兼具兩種纖維，例如蘋果，連皮一起吃的話，就能同時攝取到兩種纖維。香蕉也是兼具兩種纖維的水果，有些人說香蕉少吃，例如中醫說香蕉的鉀含量多，跟深綠色蔬菜一樣，鉀離子很高，屬於冷性的水果，因此冬天容易手腳冰冷的人盡量不要吃。但這其實是種迷思，沒有科學根據。例如對運動量大的人來說，香蕉不但纖維量高，而且能迅速補充體力，是一種能量水果，而且也容易消化。

**榮老師：**其他還有橘子、柳丁……等橘橼類水果，不要只喝柳丁汁，除了皮之外，全吃進去才好。

**蔡老師：那蔬菜類呢？有什麼要建議的？**

**榮老師：**很多蔬菜都有農藥的問題，例如小白菜、青江菜，這兩種菜常常都養得很漂亮，但殘存農藥很多，可以減少食用，因為之前藥檢局已經證實，這兩種菜的不合格率是較高的。其他像是深綠色蔬菜如波菜、橘黃色蔬菜如高麗菜，紅色蔬菜如紅蘿蔔……等，這些都要均衡的吃，不要偏廢。有人說盡量吃根莖類的蔬菜對身體較好，其實這也沒有一定根據。

## 營養師的健康建議

**蔡老師：最後，關於腸道飲食，不知道三位有沒有什麼建議？**

**宇老師：**我覺得腸道飲食，第一是每一種營養一定都要夠；第二是飲食要多樣化，每一種都要吃到；第三是油炸的要少吃；第四是慢食，慢慢得吃才有助於腸道吸收，不然會消化不良、不完整；第五是經常補充乳酸菌。我自己也常吃益生菌，我覺得效果真的不錯。

**榮老師：**其實回歸到蔡老師的本行，現在的研究的確已經改為「萬病之源在於腸胃」，認為腸胃問題甚至會影響食慾、中樞神經的營養攝取……等。不過這之間的因與果，還是需要好好研究，因為食物在腸胃中的處理和反應，真的是非常的複雜。因為食物對我們的腸胃來說，事實上是一種異物，腸胃道每天都在跟這些異物做對抗。以演化為免疫系統和許多的生理現象，其實這兩、三年來也都有許多的研究，證實許多的食物都會影響到腸道菌。

**真老師：**現在我們已經非常確定，胖的人、BMI值（身體質量指數）高於二十四的人，血糖真的比較高，得糖尿病的機率也較高，現在的糖尿病盛行率甚至是十幾年前的三倍。因此肥胖的人真的比較不健康，尤其當BMI超過二十四的時候，血糖通常都已經超過一百了。現在也確定，肥胖的人，癌症發生率也比較高。因此，正確的體重控制還是必要的。

# 附錄二：雙腦健腸操

以下雙腦操改編自皮耶・帕拉帝（Pierre Pallardy）之著作「Gut instinct」，稱之為雙腦操，表示做操時，必須雙腦並用，該用大腦想像，就請專心想像。

## 運動一：拉推

1. 雙腳與肩同寬，半蹲，想像雙腳用力踏地，提肛縮臀，背部微弓，雙臂向前伸直，雙肩放鬆。
2. 雙手握拳，想像在向內拉物體般（輕重由大腦決定），雙手慢慢拉回腰部，同時想像腹部將重物向外頂般的，慢慢由鼻子吸氣，保持七到十秒，讓腹部吸滿空氣。
3. 停一到兩秒後，放開拳頭，想像在向外推重物般，雙手向外慢慢推出，背向前弓，頭垂到雙臂間，同時慢慢呼氣，保持七到十秒，想像肚臍貼到脊椎。
4. 開始先重複做五次，幾天後，增加到七、八次，最多不要超過十二到

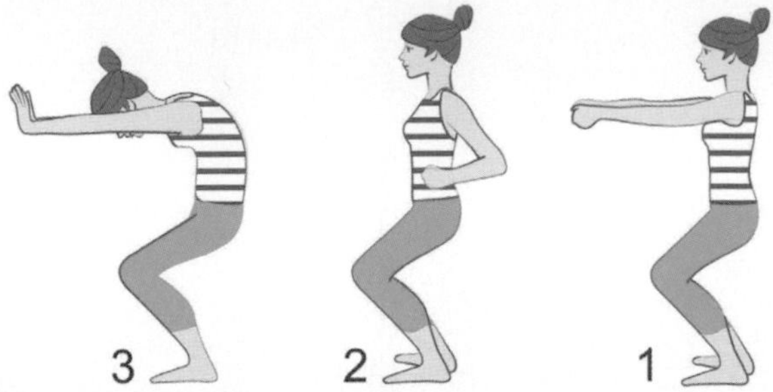


運動一：拉推

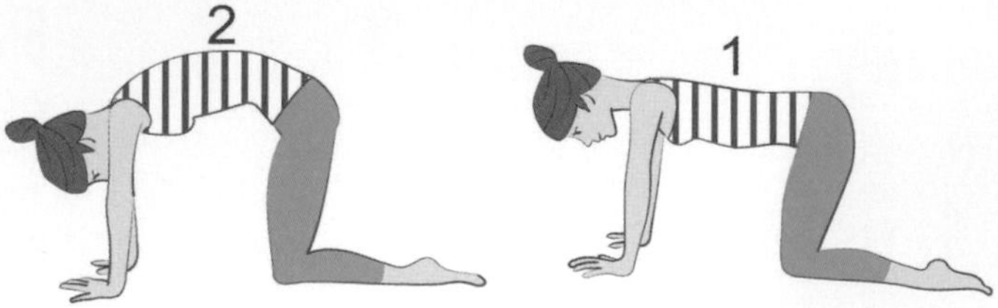


運動二：腹背

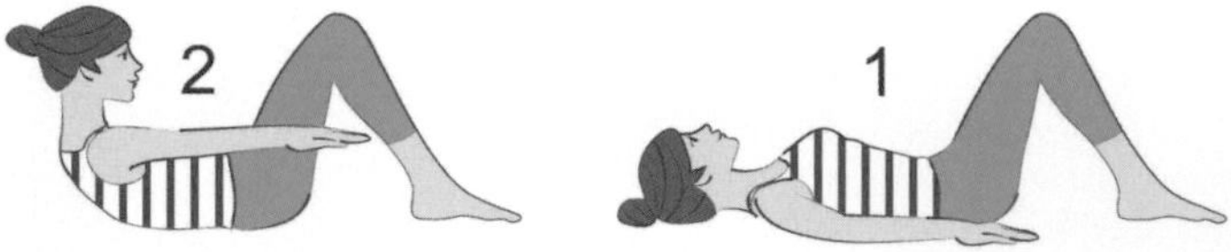


運動三：腹肌

十五次。

## 運動二：腹背

1. 雙手雙膝適度分開著地，想像雙手一面將重物向地下壓，一面腹部慢慢吸滿空氣，保持七到十秒。
2. 一面慢慢呼氣，保持七到十秒，想像用腹部拉重物向上，肚臍貼到脊椎，弓背，頭垂到伸直的雙臂間。
3. 重複五次，休息，再做，共做兩到三回合。

## 運動三：腹肌

1. 平躺、曲膝，雙手平放身體兩側，腹部慢慢吸滿空氣，保持七到十秒，想像腹部頂重物向上。
2. 雙手平伸，挺起上身，一面保持姿勢，一面慢慢呼氣，保持七到十秒，想像有重物壓在腹部。
3. 重複五次，休息，再做，共做兩到三回合。

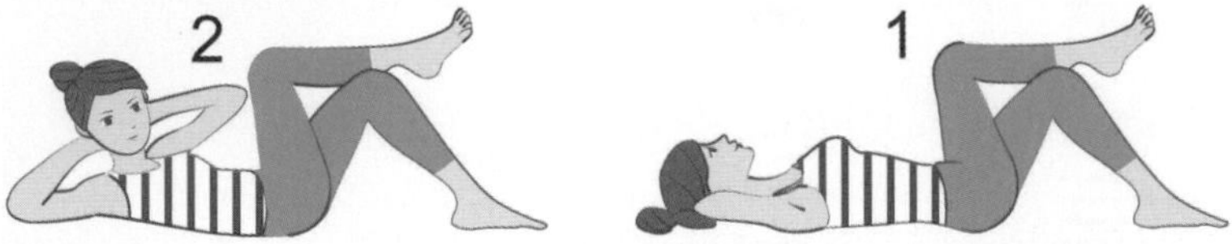


運動四：腹腰

## 運動四：腹腰

1. 平躺，曲膝，左腳翹到右膝上，雙手交扣在頸後，手肘外張平放，腹部慢慢吸滿空氣，保持七到十秒，想像腹部頂重物向上。
2. 挺起上身，扭腰，將右手肘靠向左膝，但保持手肘外張，一面保持姿勢，一面慢慢呼氣，保持七到十秒，想像有重物壓在腹部（如果很難保持想像有重物壓在腹部，也可直接放一、兩本重書在腹部）。
3. 重複五次，休息，再做，共做兩到三回合。

## 運動五：下壓

1. 雙腳與肩同寬站立，雙手握拳在兩側，雙臂向下伸直。想像雙手一面將重物向地下壓，同時，慢慢由鼻子吸氣，維持七到十秒，想像腹部將重物向外頂般的，讓腹部吸滿空氣。
2. 保持姿勢一到兩秒後，放開拳頭，一面想像雙掌向下推重物般，一面慢慢呼氣，七到十秒。
3. 重複五次，休息，再做，共做兩到三回合。

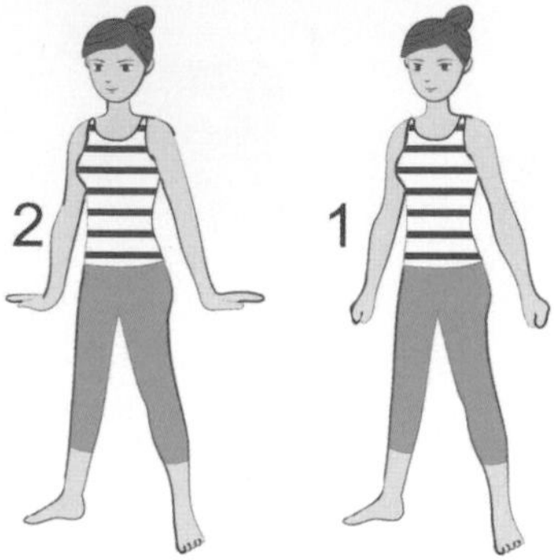

運動五：下壓

# 附錄三：有益健康的腸道運動操

## 1. 全身伸展：

（1）雙手十指交叉，雙手向前伸。

（2）雙手盡量向上伸展，每次七秒，重複五次。

（3）左手拉右手肘關節，身體向左傾，不要閉氣，保持七秒，換邊做。

（4）聳肩，保持三到五秒，放鬆。

（5）右手在背後拉住左手腕，向右拉，頭朝右歪，保持七秒，換邊。

（6，7）雙手合掌，指尖向上（6），指尖向下（7）互推，保持七秒。

（8）雙手同時向上向下，下巴放鬆，保持七秒，換邊。

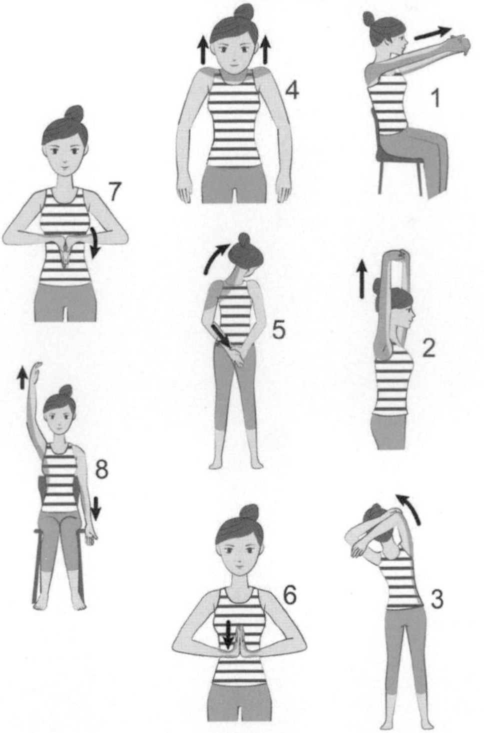

## 2. 轉體運動：

雙腳與肩同寬站立，或坐姿亦可，每個姿勢都要盡量扭轉身體，保持七秒，休息五秒，反覆五次。

（A）腹肌：兩手向兩側平舉，扭轉身體。

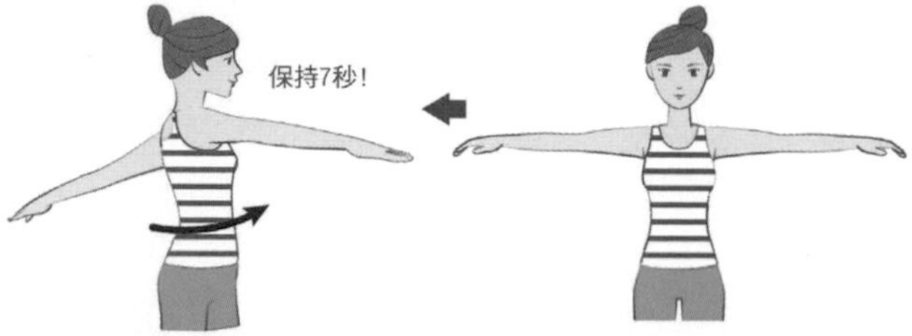


（B）背肌：兩手向兩側平舉，兩手手掌朝下，指尖輕碰，扭轉身體。

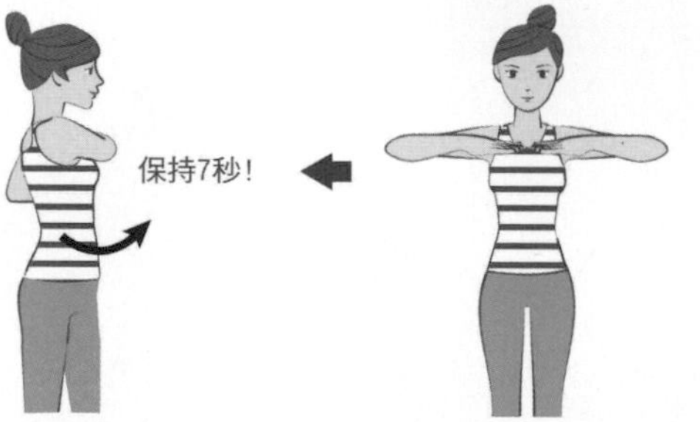


（C）胸肌：雙手平舉交叉到極限、保持七秒，回復後停五秒，兩手再上下交替。

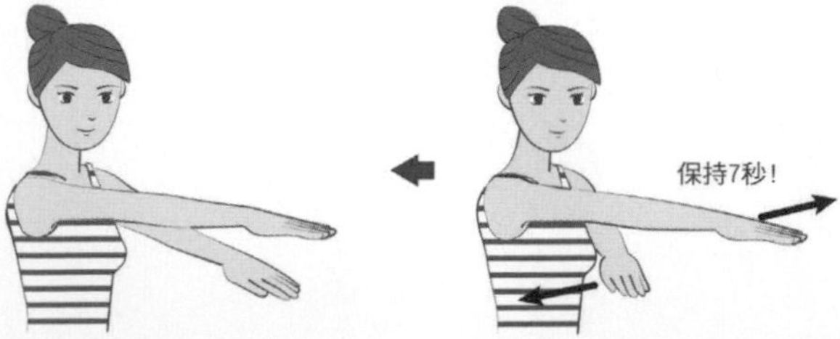

（D）下腿：膝蓋彎曲，大腿向內扭轉到極限。

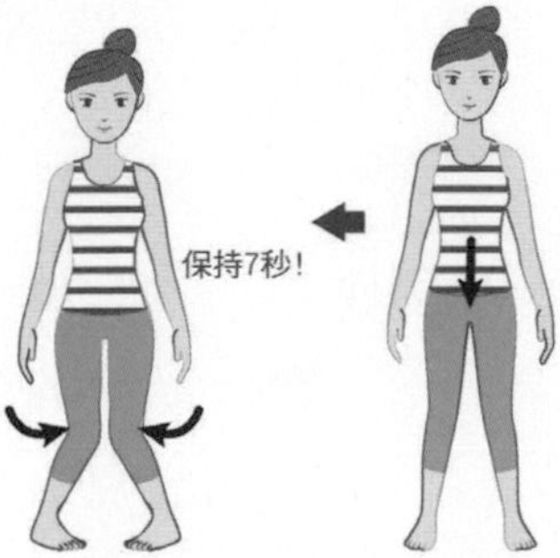


（E）手臂：如圖，雙手握拳向上及向下，手腕向後扭轉。

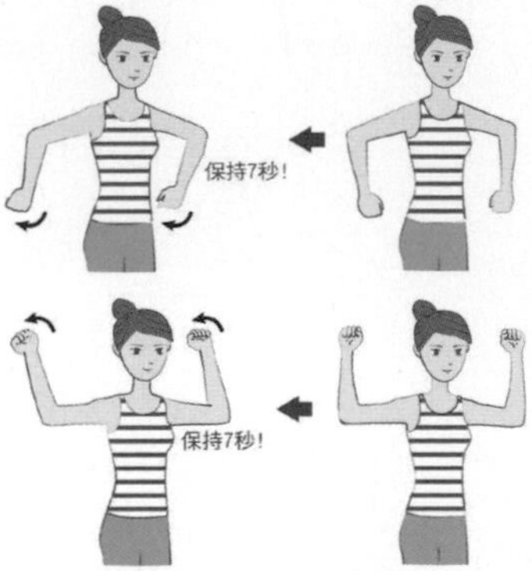


（F）頭頸部：如圖，頭頸部左右、前後轉動。

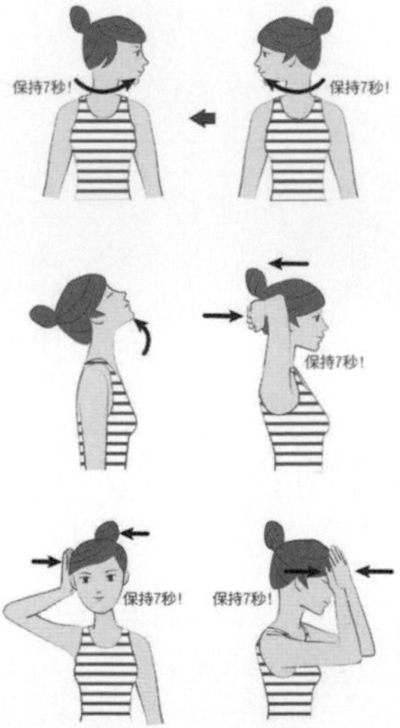

### 3. 前曲後仰：

（1）正坐椅上，用力吐氣，

（2）俯身向前，胸部碰到大腿，肩膀放鬆，保持七秒，

（3）然後吸氣，身體儘量後仰，用力向後伸展，再保持七秒。重複五次，每次中間休息五秒。

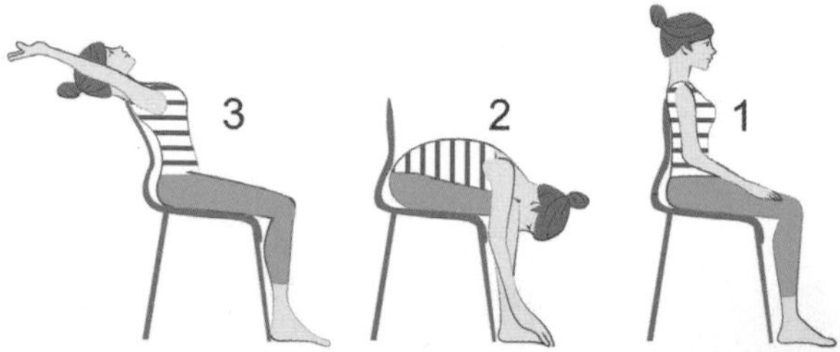


### 4. 肘碰膝：

正坐椅上，向左扭腰，曲右肘，抬左腳，以右手肘輕碰左膝蓋，腹部吐氣內縮，保持七秒。吸氣回復，左右交替動作，左右重複五次，每次中間休息五秒。

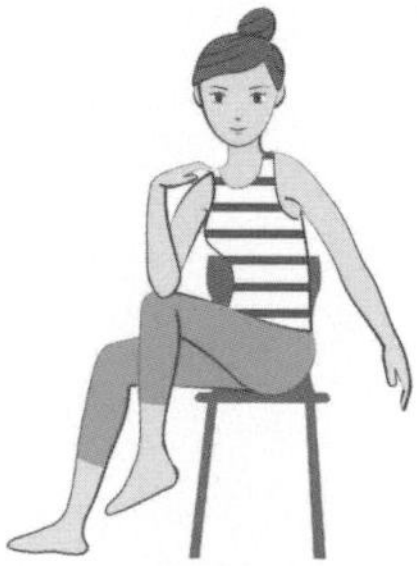

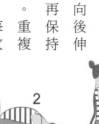

### 5. 仰臥屈膝扭腰：

（1）仰臥，雙手交叉置於頸後，雙腳併攏以立膝彎曲。

（2）一邊吸氣，一邊將腰背用力挺出，扭腰並將雙腳向左倒放地面，頭轉向右方。

（3）呼氣回復。

（4）重複動作，換邊做。

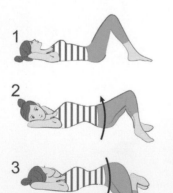

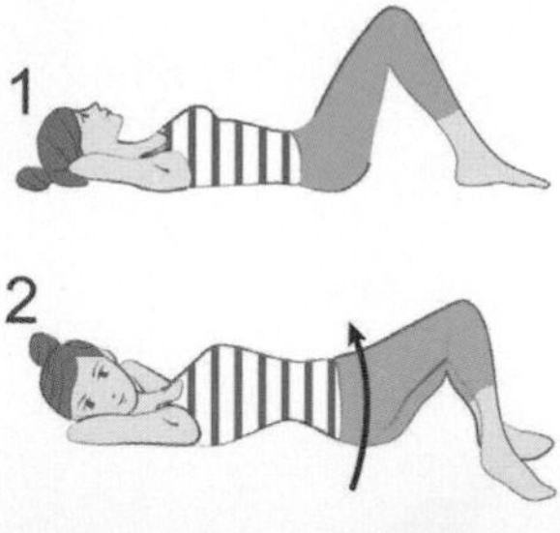

## 6.臥式提腿：

（1）呈仰臥姿勢，伸展腳跟腱著地，雙手抱緊右腳使右膝靠攏胸部。深吸一口氣。

（2）吐氣用力緊抱右膝起身，此時左腳跟腱與腳後肌需充分伸展。

（3）換腳。

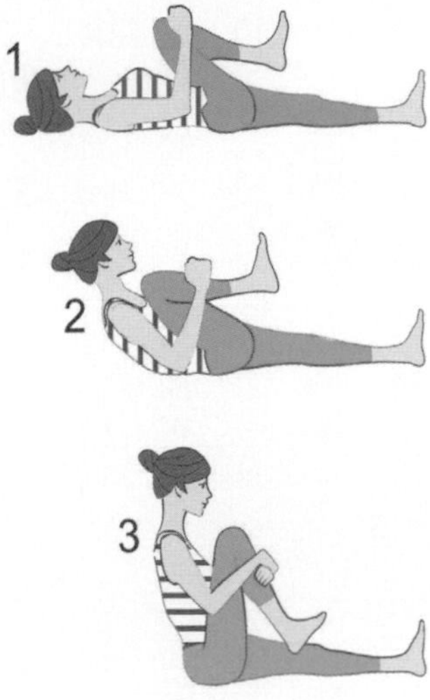


## 7.坐式踩腳踏車：

（1）坐在地板上，雙腳併攏彎曲，兩手放在身體後方稍遠處。

（2）身體稍微向後傾，以雙手支撐住身體，同時，雙腳分別抬起伸直，雙腳無法完全伸直也無妨。

（3）保持背部伸直。

（4）左右腳交替，各施行十次。

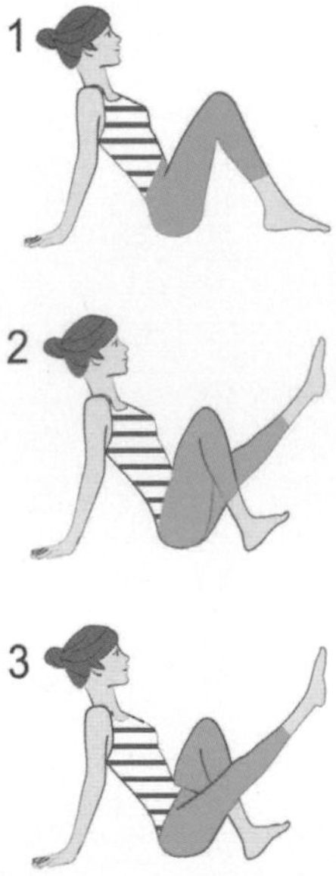

### 8. 超人飛行：

如圖。一面吐氣，由左手和右腳支撐身體，一面慢慢伸直右手和左腳（三～四秒），一面吸氣，一面慢慢放下，手腳勿著地，連續做五到十下後，換右手和左腳做五到十下，交互共做三次。

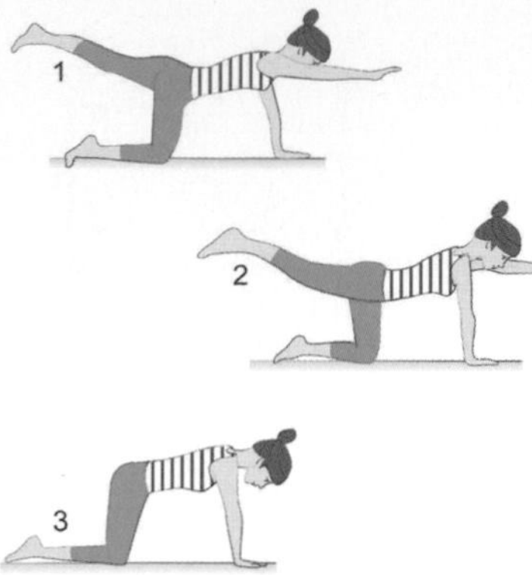

### 9. 臥式舉腳：

平躺、兩腳併攏，一面吐氣、一面慢慢上抬，腰部稍微離開地面，一面吸氣，一面慢慢放下，雙腳勿著地，做五到十下，休息十秒，再做重複三次。體能較佳者，可以一面吐氣一面將雙腳高舉，腰部完全離開地面。

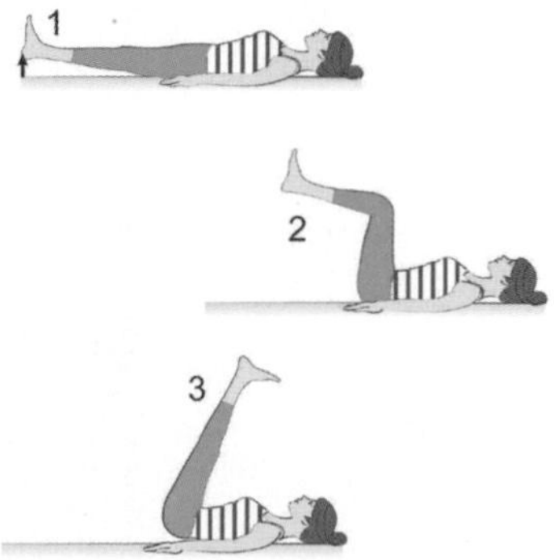

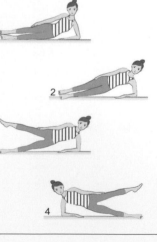

### 10. 三角鼎立：

身體側躺，重心置於手肘及前臂，雙腿伸直、相疊並放鬆。以左腳為著力點，提臀並維持此姿勢。肚臍內縮，抬高右腳，並保持膝蓋與腳尖朝身體前方，維持七秒。換邊重複以上動作。

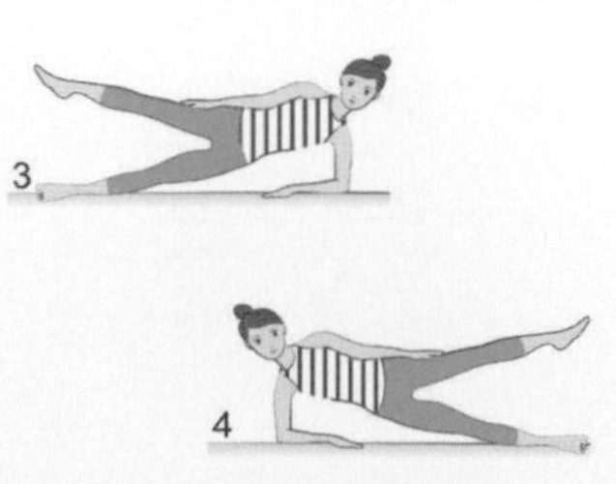

# 附錄四：腸道年齡自我評估

怎樣才能知道自己的腸道健不健康，怎樣才能評估自己的腸道年齡呢？有些人的腸道已經明顯生病了，例如：大便經常帶血、長期嚴重便祕或腹瀉、腹痛，經常消化不良、脹氣……等，當然必須找專業醫生診治，如果還沒有明顯疾病症狀的話，要如何知道自己的腸道健康狀況呢？

在實驗室裏，我們會分析便便裏面的好菌及壞菌，可以知道便便主人的腸道狀況。一般人無法分析便便菌相，可以利用我們所設計的腸道年齡評估表，客觀的評估自己的腸道年齡，該評估表是以日本理化學研究所辨野義己博士所設計的二十三題評估問卷為基礎，加以改編。

腸道年齡評估表的題目分為飲食習慣、排便狀況以及生活狀況三大組。各有九題，請您回答一下問卷，馬上可以知道自己的腸道年齡。已經有好幾萬民眾填寫過這份評估問卷，確實可以相當精確的反映受測者的腸道狀況。

我是亞洲乳酸菌學會聯盟前任會長，聯盟將由二〇一〇年開始執行一項稱有「亞洲人腸道菌分析及腸道健康調查」的跨國研究計畫，由我及現任會長、新加坡大學李元昆教授擔任主持人，目前已經有台、中、日、菲、泰、馬、印尼、新加坡等國參加，除了收集、分析便便外，可能也希望利用這份評估問卷，調查民眾的腸道健康。

我們再回頭仔細看看，腸道年齡評估表裏面的二十七題問題。

「蔡教授，為什麼憑著這二十七個題目就可以知道我的腸道健康狀況呢？」

「為什麼由飲食、生活、排便……等外在的因素，可以去評估腸道裏面的狀況呢？」

我現在要說明一項非常重要的概念：「腸道健康狀況是非常動態的，是隨時可逆的。」

我們可以藉由吃早餐、吃宵夜、排便順暢、運動、您個人的飲食、生活及排便習慣……等來評估您的腸道健康，也就意味著我們可以由改變飲食、生活及排便習慣，來改善自己的腸道健康。切記！腸道健康是動態的，是可逆的，是隨時可以改善的。

當您在回答這些問題時，我要請您一面勾、一面想，這些題目可以幫助您檢視您的飲食、生活及排便狀況。「啊！原來我的腸道狀況那麼的糟！」回想一下，我在前幾章中所描述，當腸道健康崩潰時，毒素如何散佈全身、免疫系統如何潰不成軍、全身到處發炎，代謝症候群、腸癌、乳癌如何傷害您的身體健康。

這二十七題問卷最重要的意義在於讓您了解，我們既然可以用飲食、生活及排便的習慣，來評估您的腸道健康，意味著，您就可以由改變飲食、生活及排便習慣來改善您的腸道健康，只要三天，您的腸道菌相就可以重整軍容，準備為您好好打一場戰爭；只要三個星期，您的腸道健康就可以改善到讓您可以高喊萬歲。

腸道健康是可逆的，是動態的。只要您改變態度，關愛腸道，腸道健康立刻改善。

請您利用腸道年齡評估表，評量自己的腸道健康狀況，以作為維持理想腸道狀態之參考指標。

填寫完成後回傳，還可獲得「機能益生菌」產品體驗組乙組。（活動方式詳見下頁——附錄四）

附錄四

# 腸道年齡評估表

## 基本資料

| | | | | | |
|---|---|---|---|---|---|
| 姓名 | | 性別 | □男 □女 | 電子郵件 | |
| 年齡 | □ 20 歲以下 □ 21-30 歲 □ 31-50 歲 □ 51-70 歲 □ 70 歲以上 | | | | |
| 聯絡電話 | | 通訊地址 | | | |

## 腸道年齡問卷（請勾選）

| 飲食習慣 | 排便狀況 | 生活狀況 |
|---|---|---|
| □ 吃飯時間不定 | □ 有時候排便很軟或腹瀉 | □ 小腹凸出 |
| □ 常吃宵夜 | □ 總是兩三天才排便 | □ 有憂鬱、躁鬱傾向 |
| □ 晚餐每週三次以上在外用餐 | □ 排便經常呈現栗子狀 | □ 口臭、體臭嚴重 |
| □ 常常沒吃早餐 | □ 排便的顏色經常很深、偏黑 | □ 運動量不足 |
| □ 喜歡吃肉類 | □ 排便及排氣經常很臭 | □ 經常感到壓力 |
| □ 經常不吃飯、麵……等主食 | □ 經常脹氣、打嗝 | □ 常抽菸 |
| □ 蔬果攝取量不足 | □ 經常不用力就很難排便 | □ 常熬夜、睡眠不足 |
| □ 常喝糖水、清涼飲料 | □ 經常覺得排便排不乾淨 | □ 經常服用胃腸藥 |
| □ 不常吃乳酸菌產品 | □ 經常服用便秘藥或灌腸 | □ 膚色不佳，肌膚老化，常長痘子 |

| | | |
|---|---|---|
| 勾選 0-5 項 | 理想健康的腸道狀態 | 恭喜您！您的腸道年齡相當健康，要好好保持哦！ |
| 勾選 6-10 項 | 腸道年齡＝實際年齡＋5 歲 | 腸道年齡比實際年齡稍高一點，要注意腸道健康。 |
| 勾選 11-15 項 | 腸道年齡＝實際年齡＋10 歲 | 腸道已有老化情況，要注意飲食及作息之正常。 |
| 勾選 16-20 項 | 腸道年齡＝實際年齡＋15 歲 | 腸道年齡已老化並走下坡，要徹底改變飲食及生活習慣。 |
| 勾選 20 個以上 | 腸道年齡＝實際年齡＋20 歲 | 腸道健康狀況非常糟糕，請尋求專業人員協助。 |

## 自我評量調查

一、一般來說，您認為您目前的健康狀況是：

□ 1.非常不好 □ 2.不好 □ 3.普通 □ 4.大致良好 □ 5.非常良好

二、您目前有什麼代謝症候群的症狀嗎？ □ 1.體重偏高 □ 2.糖尿偏高 □ 3.血壓偏高 □ 4.三酸甘油脂(TG)偏高 □ 5.高密度脂蛋白膽固醇(HDL)偏低

三、您的排便習慣如何：

□ 1.一天一次以上 □ 2.一天一次 □ 3.二天一次

□ 4.一週二、三次 □ 5.一週一次 □ 6.一個月二、三次

四、整體來說，您的運動頻率：

□ 1.幾乎每天 □ 2.每週 3-5 次 □ 3.每週 1-2 次 □ 4.每週不到 1 次

五、您經常吃五穀雜糧嗎？

□ 1.幾乎每天 □ 2.每週 3-5 次 □ 3.每週 1-2 次 □ 4.每週不到 1 次

CARE叢書 041

# 腸命百歲——腸道權威最新長齡保健大典〔十週年紀念版〕

作者—蔡英傑
主編—陳信宏
責任編輯—王瓊苹
責任企劃—曾俊凱
封面設計—Ancy PI
內頁排版—袁千惠
內頁插圖—洪健翔

編輯顧問—李采洪
董事長—趙政岷
出版者—時報文化出版企業股份有限公司
108019台北市和平西路三段二四〇號三樓
發行專線—（〇二）二三〇六—六八四二
讀者服務專線—〇八〇〇—二三一—七〇五・（〇二）二三〇四—七一〇三
讀者服務傳真—（〇二）二三〇四—六八五八
郵撥—19344724 時報文化出版公司
信箱—10899臺北華江橋郵局第99信箱

時報悅讀網—http://www.readingtimes.com.tw
電子郵件信箱—newlife@readingtimes.com.tw
時報出版愛讀者—www.facebook.com/readingtimes.2
法律顧問—理律法律事務所陳長文律師、李念祖律師
印刷—華展印刷有限公司
初版一刷—二〇一〇年三月一日
二版一刷—二〇一九年三月十五日
二版五刷—二〇二二年六月三十日
定價—新台幣三二〇元


時報文化出版公司成立於一九七五年，
並於一九九九年股票上櫃公開發行，於二〇〇八年脫離中時集團非屬旺中，
以「尊重智慧與創意的文化事業」為信念。

腸命百歲 : 腸道權威最新長齡保健大典 /
英傑著. -- 二版. -- 臺北市 : 時報文化,
2019.03
面 ; 公分. -- (CARE系列 ; 41)
ISBN 978-957-13-7725-4(平裝)

1.腸道病毒 2.健康法

415.55 108002140

ISBN13 978-957-13-7725-4
Printed in Taiwan